2型糖尿病新进展及自我管理

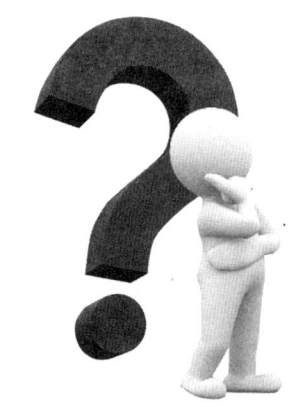

朱诗家 朱茜 著

华夏出版社

图书在版编目(CIP)数据

2型糖尿病新进展及自我管理/朱诗家,朱茜著. －北京:华夏出版社,2012.2
ISBN 978－7－5080－6871－8

Ⅰ.①2… Ⅱ.①朱…②朱… Ⅲ.①糖尿病－治疗－普及读物
Ⅳ.①R587.105－49

中国版本图书馆 CIP 数据核字(2012)第 015903 号

2型糖尿病新进展及自我管理
朱诗家　朱　茜　著

出版发行：华夏出版社
　　　　　(北京市东直门外香河园北里4号　邮编:100028)
经　　销：新华书店
印　　刷：北京建筑工业印刷厂南厂
装　　订：三河市万龙印装有限公司
版　　次：2012年2月北京第1版　2012年4月北京第1次印刷
开　　本：880×1230　1/32 开
印　　张：8.75
字　　数：193 千字
定　　价：25.00 元

本版图书凡有印刷、装订错误,可及时向我社发行部调换

前　言

　　提起糖尿病会令人恐惧和无奈，目前全球糖尿病患者超过2.2亿，每10秒钟就有1人死于糖尿病、2人被新诊断为糖尿病，每30秒钟就会有1人因糖尿病而不得不截肢。它已成为严重威胁人类健康的三大杀手之一。目前，我国糖尿病患者已达9 240多万，还有1.48亿的糖尿病前期，糖尿病"大军"异军突起，使我国迅速超过印度、美国而成为世界糖尿病第一大国。国际糖尿病联盟总裁克劳德·穆班亚说，糖尿病的威胁，没有一个国家可以置身事外。糖尿病的控制、预防已成为国际共同的政府行为。

　　随着人们生活水平不断提高，在享受丰衣足食的物质文明的同时，糖尿病静悄悄地袭来，许多人不知不觉上了糖尿病的贼船。有人说，癌症是判了"死刑"——斩立决，无药可治；糖尿病是判了"无期"——终生治疗。糖尿病就是终身制，目前也无一劳永逸的特效药。随着居高不下的血糖和随之而来的种种并发症，患者无奈地踏上了漫漫的抗糖之路，为了治病几乎花光毕生积蓄，甚至因病致贫，一病回到"解放前"！不仅花费了金钱，也耗费了患者和家人的宝贵时间。

　　昂贵的医疗费用是压在糖尿病患者头上的一座大山，一年花费成千上万，钱便成了糖友的一块挥之不去的心病。为了更好地帮助糖友战胜"糖魔"、挖掘"钱"力，本书进行了深入探讨，就如何省钱为糖友支招。

　　目前，糖尿病方面的通俗读物已有不少，对于新糖友来说无疑获益匪浅。然而对于老糖友来说，会觉得零乱而不系统，同时，糖尿病发展迅速，一年多前罗格列酮还大受吹捧，如今到处封杀；两年前印度坐在糖尿病大国第一把交椅上，现在中国已成为老大。基于此，本书集2型糖尿病的系统性、科学性、前沿性、趣味性、实用性于一体，介绍了2型糖尿病有关方面研究的最新动态、进展和成果，特别注重了平常临床中所遇到的实际问题，阐述了最新的知识，特别是对饮食和胰岛素的应用这两个在糖尿病治疗中重中之重的方面进行了比较详细的论述，深入浅出，力争通俗易读。让糖友掌握有效控制自己的糖尿病的方法和技巧，成为自己的医师、药师、营养师。

"糖尿病语录"一部分是众多专家宝贵经验的精华，言简意赅，朗朗上口，易懂、易学、易记，应用方便，立竿见影。

本书不仅对新老糖友及其家属有很大的帮助，对非糖尿病专业的医务人员在临床诊疗、教学、指导实习方面也有很好的参考价值。

对于糖友来说，健康、快乐是你的追求，也是我的希望。我们相信，在不远的将来，"糖魔"就会被制服，让我们携手共同迎接美好的明天吧！

本书在编写过程中，得到了中华医学会糖尿病分会副主任委员、著名糖尿病专家中南大学周智广教授的指导，并对重点章节进行了审阅；得到了常宁市人民医院领导的大力支持；许多医生、糖尿病患者帮助对初稿精心修改；同时，作者参考引用了国内外一些同仁的著作、文献与期刊的信息和资料，限于篇幅，除了书中列出的，尚有个别的未予列出。在此，一并衷心感谢！

作　者

2011年2月于北京

目 录

第一章　糖尿病概述 ································· 1

第二章　2 型糖尿病的病因与危险因素 ················· 8
　　一、病因 ······································· 8
　　二、危险因素 ·································· 13

第三章　糖尿病的病理生理 ·························· 15
　第一节　糖、脂肪、蛋白质的正常代谢 ·············· 16
　　一、糖代谢 ···································· 16
　　二、蛋白质代谢 ································ 17
　　三、脂代谢 ···································· 18
　第二节　胰岛素的分泌 ···························· 19
　第三节　胰岛素的生理作用 ························ 20
　第四节　2 型糖尿病的胰岛素分泌 ·················· 21
　第五节　2 型糖尿病的代谢异常 ···················· 22
　　一、糖代谢异常 ································ 22
　　二、蛋白质代谢异常 ···························· 23
　　三、脂代谢异常 ································ 23

第四章　2 型糖尿病的临床表现 ······················ 24
　第一节　主要临床表现 ···························· 24
　　一、"三多一少"症状 ···························· 25

二、其他症状 …………………………………… 26
　　三、60岁以上老年人的糖尿病特点 ………… 27
　第二节　主要并发症 ……………………………… 28
　　一、急性严重代谢紊乱 …………………………… 29
　　二、感染性并发症 ………………………………… 29
　　三、慢性并发症 …………………………………… 29

第五章　糖尿病的实验室检查 ……………………… 35
　第一节　尿液检查 ………………………………… 35
　　一、尿糖测定 ……………………………………… 35
　　二、尿微量白蛋白测定 …………………………… 36
　第二节　血糖测定 ………………………………… 37
　第三节　口服葡萄糖耐量试验 …………………… 40
　第四节　糖化血红蛋白测定 ……………………… 41
　第五节　糖化血浆白蛋白测定 …………………… 42
　第六节　胰岛B细胞功能检查 …………………… 42
　　一、胰岛素释放试验 ……………………………… 42
　　二、C肽释放试验 ………………………………… 43
　　三、胰岛B细胞自身抗体检查 …………………… 43
　第七节　血脂测定 ………………………………… 44
　　一、血清三酰甘油 ………………………………… 44
　　二、血清胆固醇 …………………………………… 45
　　三、低密度脂蛋白 ………………………………… 45
　　四、高密度脂蛋白 ………………………………… 45

第六章　2型糖尿病的诊断和鉴别诊断 ······ 48

第一节　诊断 ······ 48
一、糖尿病前期的诊断 ······ 49
二、2型糖尿病的诊断 ······ 51

第二节　鉴别诊断 ······ 53
一、其他原因引起的尿糖阳性 ······ 53
二、继发性糖尿病 ······ 53

第七章　2型糖尿病的治疗 ······ 55

第一节　概　述 ······ 55
一、糖尿病前期的干预 ······ 55
二、治疗原则和方法 ······ 58

第二节　糖尿病教育 ······ 64
一、重要性 ······ 65
二、目的 ······ 66
三、对象和内容 ······ 67

第三节　糖尿病的饮食治疗 ······ 71
一、目标 ······ 72
二、原则 ······ 72
三、方法 ······ 74
四、治疗中的一些问题 ······ 96

第四节　糖尿病的运动治疗 ······ 118
一、运动方式 ······ 120
二、运动的禁忌证 ······ 121

三、运动的注意事项……………………………………122
第五节　2型糖尿病的药物治疗…………………………125
　　一、口服降糖药物的选择………………………………126
　　二、口服降糖药物治疗中的有关问题…………………127
　　三、常用口服降糖药……………………………………132
　　四、胰岛素的分类和应用………………………………143
　　五、糖尿病的治疗新药…………………………………170
　　六、糖尿病的其他治疗…………………………………174
第六节　糖尿病治疗的新方法……………………………176
　　一、胰腺移植和胰岛细胞移植…………………………176
　　二、干细胞移植…………………………………………179
　　三、胰岛素基因治疗……………………………………180
　　四、减重手术……………………………………………181
第七节　2型糖尿病一些合并症的治疗原则……………182
　　一、2型糖尿病合并甲状腺功能亢进症（简称甲亢）…182
　　二、2型糖尿病合并慢性肝病…………………………183
　　三、糖尿病合并高血压…………………………………184
　　四、糖尿病合并脑梗死…………………………………185
　　五、2型糖尿病合并泌尿系感染………………………185
　　六、糖尿病合并抑郁症…………………………………186
　　七、颈糖综合征…………………………………………186
　　八、2型糖尿病与痛风…………………………………187
第八节　2型糖尿病的监测与血糖监测仪………………187
　　一、糖尿病监测…………………………………………188

二、血糖监测仪 189
　　三、血糖仪的使用 193
　　四、常见血糖仪比较 195
　　五、未来的新式血糖监测仪器 197
　第九节　糖尿病的中医中药治疗 198
　　一、病因病机 198
　　二、辨证论治 201

第八章　糖尿病的三级预防、定期体检和生活管理 203
　第一节　糖尿病的三级预防 203
　　一、一级预防——未病先防 203
　　二、二级预防——已病防变（防并发症） 204
　　三、三级预防——已变防残 205
　第二节　定期体检 206
　　一、目的 206
　　二、体检时间表 207
　第三节　生活管理 208
　　一、参加工作 208
　　二、驾驶汽车 209
　　三、旅游 210
　　四、赴宴和外出就餐 213
　　五、素食糖尿病患者饮食技巧 214
　　六、结婚生育建议 215
　　七、性生活 216

八、预防接种 …………………………………………… 217

附录一　糖尿病语录 …………………………………… 218

附录二　省钱攻略 ……………………………………… 229

附表一　常用胰岛素比较（价格仅供参考）…………… 252

附表二　常用口服降糖药物比较（价格仅供参考）…… 256

附表三　体重指数换算表 ……………………………… 264

附表四　常用缩略语 …………………………………… 266

第一章
糖尿病概述

糖尿病（diabetes mellitus，DM）是由遗传和环境因素长期相互作用所致的复杂的代谢性疾病，由胰岛素分泌和（或）生理作用缺陷所引起，以慢性血糖水平增高为主要特征。长期的糖类（也叫碳水化合物）、脂肪及蛋白质代谢紊乱引起多系统多脏器损害，出现糖尿病的急性和慢性并发症，导致眼、肾、神经、心血管等组织器官的慢性进行性损害、功能减退甚至衰竭。糖尿病的典型症状是"三多一少"，即多尿、多饮、多食、体重减轻。但2型糖尿病（既往叫做非胰岛素依赖型糖尿病）相当一部分症状并不十分典型，患者常常以并发症或伴发症为主要表现就诊而被确诊。

提到糖尿病，不得不提到血糖。什么叫血糖？简单地说，就是血液中所含的糖，通常用mmol/L（毫摩尔/升）表示。血糖在人体内的主要功能是提供给各组织器官活动（如肌肉收缩、大脑活动、心脏跳动等）时所需的能量，好比为汽车提供动力的汽油。血糖从我们日常的饮食中来，我们所进食的食物被分解成葡萄糖，胃肠吸收入血后便成了血糖。人体内的血糖始终保持在一定的范围内以便进行各种生理活动。进食后血糖会升高，为了保持血糖能在一定的水平，必须把进食后过高的血糖降下来，怎么降？一方面是把它储存起来，主要是在肝细胞内合成糖原储存，以备不进食时短期利用；也可以转变为脂肪，储存能量长期备用；还可以转变为其他的糖类或非糖类物质参与机体的代谢活动。另一方面，血糖进入细胞内氧化分解给机体供能而使血糖消耗掉。血糖的储存或进入细胞给组织供能都需要胰岛素的帮助，而糖尿病患者就是因为胰岛素相对或绝对缺乏，或机体组织细胞也就是靶细胞对胰岛素敏感性降低（通常所说的胰岛素抵抗），葡萄糖不能进入组织细胞内，以致于不能把过多的血糖储存而造成血糖增高，发生了糖尿病。

> **深度阅读**

公元前1500年古埃及用莎草纸记载了治疗一种叫"多尿"的疾病的方法，是迄今为止发现的世界上第一份具有极其重要的医学史学价值的有关糖尿病的文字资料记载。在古印度的佛教经典中，记载了昆虫追逐一定人群尿液的一种现象（推测尿液是甜的缘故）。公元前1000年印度医学之父Susruta诊断了糖尿病。与此同时，希腊学者Aretaeus，Celsus和Galen开始比较全面地描述糖尿病。Celsus描述了糖尿病的病理学特征，Aretaeus第一个确定了糖尿病和尿崩症的区别，尿崩症的主要特点是尿量大而且剧渴。公元前500年我国的《黄帝内经》就有关于糖尿病的相关论述，并命名为消渴症。公元前276年，Demetris of Apamea 进一步阐明了糖尿病的诊断。公元前230年埃吉纳的保罗继续提炼糖尿病的诊断，指出糖尿病同时伴随肾功能的减弱和大量排尿导致人体脱水。保罗开始处方一些方剂治疗糖尿病，如：用苣草、莴苣、萹蓄汁、红枣和桃金娘煎熬水。1037年，著名的阿拉伯医师和东方的哲学家Avicenna指导糖尿病患者避免使用利尿食物和药物，鼓励患者进行锻炼（最好是骑马）。1798年，John Rollo确认了糖尿病患者血糖升高。1816～1876年，L. Traube证实了糖尿病尿糖是由于过度摄入糖类而引起的，并且证实如果减少糖类的摄取，则尿糖明显减少。1869年，德国病理学家Paul Langerhans发现胰腺外分泌腺及导管组织间有一群很小的细胞团块，这些细胞团块是不同于胰腺的其他细胞。在当时，他并未能认知这些细小细胞的作用。1889年，两位德国生理学家Minkowski和Von Mering在研究胰腺和脂肪消化关系的时候意外发现，被切除了胰腺的实验狗，排出了大量吸引苍蝇的尿，这些尿液中含有葡萄糖。基于这个实验，他们把胰腺锁定为导致糖尿病的一级嫌疑犯。1893年，Edounard Laguesse将Paul Langerhans发现的这些位于胰腺外分泌腺中间的像孤岛一样的细胞团称为Langerhans胰岛，简称胰岛。不久，通过实验发现胰岛具有内分泌功能，所分泌的物质有降低血糖的作用。1909年，比利时医学家Jeande Meyer通过切除上百条狗的胰岛，仔细分析了胰岛本身所分泌的物质，并把这种由胰岛分泌出来的能够降低血糖的物质命名为"胰岛素"。1921年，加拿大医生Banting和Best发现并提纯了来自胰腺的胰岛细胞分泌的胰岛素，第一次将切除胰腺后的狗在注射胰岛素后救活下来。1923年，J.J.R.Macleod和Banting因发现胰岛素双双获得了这一年的诺贝尔医学和生理学奖。1936年，Harold Percival（Harry）Himsworth发表明确界定1型糖尿病和2型糖尿病的诊断的论文。1942年，第一个口服磺脲类降糖药物问世。之后，双胍类、重组人胰岛素、噻唑烷二酮类、重组人胰岛素类似物——赖脯胰岛素、长效重组人胰岛素类似物、重组人胰岛素类似物Levemir先后上市。1955年，英国生化学家Frederick Sanger完成了世界上第一个蛋白质（胰岛素）的一级结构测定，揭示了胰岛素的化学结构，并因此荣获1958年诺贝尔化学奖。1965年我国第一次人工合成了结晶胰岛素，震惊了世界，20世纪70年代中期，杨振宁教授向诺贝尔奖评审委员会推荐，由于种种原因，我国却无缘诺贝尔奖，成为国人的一件憾事。

1974年雅娄创立了放射免疫测定法，此法能测定血液中的微量激素及能产生抗体的物质，彻底改变了内分泌学研究的面貌。雅娄也因此获1977年诺贝尔奖。1963年首先从人尸中提取胰岛素。1978年通过重组DNA技术，人胰岛素首次在大肠杆菌中合成。1982年美国Eli Lily公司首先利用重组DNA技术合成人胰岛素。

糖尿病分型主要便于指导治疗。经过多次修订，糖尿病分型逐步趋于合理，但随着研究进一步深入，分型也会不断变化，其实，临床上区分1型糖尿病或2型糖尿病有时也是比较困难的，如成人隐匿性自身免疫性糖尿病（LADA），起病之初类似2型糖尿病，随着病情进展发展为胰岛素依赖型，它介于二者之间又被称为1.5型糖尿病。有人就说了，既然有1.5型糖尿病，那么也就有1.2型或1.6型之类的糖尿病了？当然也没有必要这么细究。又如双重糖尿病（double diabetes）或杂交糖尿病就同时具有1型和2型糖尿病的特征,既有胰岛素抵抗、肥胖,又有胰腺炎症标志物——胰岛抗原的抗体。目前我国采用国际上通用的 WHO 糖尿病专家委员会提出的病因学分型标准(1999)。

糖尿病的病因分型:

1. 1 型糖尿病(T1DM)

胰岛 B 细胞破坏导致胰岛素绝对缺乏。

(1)自身免疫性:急性型及缓发型。

(2)特发性:无自身免疫证据。

2. 2 型糖尿病(T2DM)

主要以胰岛素抵抗为主伴胰岛素分泌不足和以胰岛素分泌不足为主伴胰岛素抵抗。

3. 其他特殊类型糖尿病

(1)胰岛 B 细胞功能的基因缺陷:青年人中的成年发病型糖尿病等。

(2)胰岛素作用的基因缺陷:妖精貌综合征等。

(3)胰腺外分泌疾病:胰腺炎等。

(4)内分泌疾病:肢端肥大症等。

(5)药物或化学品所致糖尿病:喷他脒等。

(6)感染:先天性风疹等。

(7)不常见的免疫介导糖尿病:僵人综合征等。

(8)其他。

4. 妊娠糖尿病(GDM)

随着社会经济的发展,人民生活水平迅速提高,生活方式的改变、人口老龄化、肥胖发生率的增加以及人们的警惕性及检测手段的提高，我国糖尿病的患病率正在呈快速上升的趋势。最新数据显示，我国糖尿病患者约有9 240万，还有1.48亿隐性糖尿病前期患者（是糖尿病强大的后备军），迅速超过印度和美国跃居世界第一位。世界各地发病率差异巨大，患病率最高的是太平洋岛国瑙鲁和美国皮玛印第安人。发病率上升最快的是由穷变富的发展中国家，如中国和印度。2型糖尿病特别钟爱老年人，与龄俱进，但不能忽视的是发病正趋向低龄化，儿童中发病率逐渐升高，罪魁祸首便是肥胖。由于受经济条件、医疗资源和受教育程度的影响，农村已是2型糖尿病的"重灾区"。2型糖尿病占整个糖尿病的90%以上，发病比较隐蔽且病程长，因此早期多未能确诊。糖尿病的慢性并发症却悄悄地、慢慢地、推进性地侵害糖尿病患者的身体，累及全身多个系统、器官，导致如高血压、冠状动脉粥样硬化性心脏病（冠心病）、脑血管意外、下肢坏死、失明、肾功能衰竭等发生，可谓是无孔不入，无恶不作，是致伤、致残、致死的元凶，严重地威胁着糖尿病患者的身心健康，降低了生活质量，也给个人、家庭带来了极大的痛苦，给国家造成巨大的劳动力和经济损失。糖尿病成为发达国家中继心血管疾病、肿瘤之后的第三大严重危害人民健康的慢性非传染性疾病，已经成为严重的世界性公共卫生问题，被世界卫生组织称为21世纪的灾难，引起了全社会的广泛关注。

2型糖尿病是遗传因素和环境因素决定的，遗传因素目前我们无法从根本上解决，但环境因素是可以人为干预的。

扩展阅读

我国对糖尿病患者也给予了相当的重视，医疗费用方面也给予一定的特殊的政策倾斜。我国台湾,糖尿病的防治由糖尿病共同照护网完成,一旦确诊糖尿病,医院即会为患者建立个人档案,全面记录患者的基本资料,紧急联络人,照护医师、医院,控制标准,糖尿病的病情、检查、治疗情况,并由专业人员协助患者核实记录,这样有利于患者的病情得到有效控制,降低了医疗费用和社会成本。

糖尿病不能根治,但能防治,也能预见。

糖尿病患者也可以长寿,世界上与"糖魔"共舞时间最长的要算美国人威廉·斯德赛,8岁患1型糖尿病,与糖尿病"和平共处"70个年头。

随着医学科学的不断发展,尤其是疫苗治疗、基因治疗和移植治疗点燃了根治糖尿病的希望。

第二章
2型糖尿病的病因与危险因素

一、病因

糖尿病的病因还不完全清楚，至今认识仍不足，也未完全阐明。各型的病因不尽相同，即使同一类型的病因也不尽相同。从流行病学、遗传学、免疫学、病毒学、病理学、内分泌学等综合研究，认为是遗传因素及环境因素共同作用的结果。

我国2型糖尿病患者与西方人相比，肥胖的程度明显要低，因此，胰岛素抵抗可能不是2型糖尿病发病的主要原因，而胰岛B细胞功能缺陷更为重要。但也有专家认为，中国人糖尿病的主要始动因素同样是胰岛素抵抗而不是胰岛B细胞功能衰竭。

1. 遗传因素与环境因素

糖尿病具有遗传性，但遗传的不是糖尿病本身，而是容易患糖尿病的基因。一般认为，大多数的2型糖尿病是多基因遗传与多环境因素综合作用所致，其特点是：①参与的基因很多，但参与基因的作用程度不同，起主要作用的为主效基因（major gene），作用少者为次效基因（minor gene），虽然目前发现TCF7L2 gene的致病作用最大，但迄今尚未发现主效基因；②不同患者致病易感基因种类不同，各基因间可呈正性或负性交互作用；③各易感基因分别作用于糖代谢有关过程中的某个环节，每个基因参与发病程度不等，并且只是赋予个体某种程度的易感性，并不足以致病，总体效应形成遗传易感性。所谓遗传易感性，是指在相同生活条件下的人群中，有的个体有更容易发生糖尿病的倾向。虽然糖尿病与遗传有一定的关系，但并不会直接遗传，易感人群或糖尿病患者的家属并不一定会患糖尿病。2型糖尿病的遗传倾向比1型糖尿病更明显，具有明显的家族聚集性。

仅仅是遗传因素还不至于患糖尿病，还要有后天因素即环境因素作用。环境因素包括人口老龄化、吸烟、心理压力过大、热量摄取过多、营养过剩、体力活动不足导致肥胖特别是中心性即腹型肥胖、胎儿子宫内环境以及应激、化学毒物等。在两个及以上因素共同作用下，才可以使人患糖尿病。

不同文化水平、经济水平、职业甚至种族以及城乡居民的糖尿病患病率也存在着差异，这些因素都可能决定不同的生活方式、饮食习惯和对糖尿病的认知程度。糖尿病的沉重经济负担使低收入人群的致残率、致死率显著高于高收入人群。低教育程度的人容易发生糖尿病前期，而教育程度较高的人群相对较少发生糖尿病前期。

2. 胰岛素抵抗和胰岛B细胞功能缺陷

（1）胰岛素抵抗（IR）：20世纪30年代，Himsworth提出胰岛素抵抗的概念，指胰岛素作用的靶器官（主要是肝脏、肌肉和脂肪）对胰岛素不敏感（一定量的胰岛素不能发挥应当发挥的效能）。2型糖尿病的始动因素就是胰岛素抵抗，胰岛素抵抗是糖尿病及其大血管并发症的幕后真凶。

深度阅读

正常情况下，食物经过胃和小肠的消化后，大部分转变为葡萄糖，在小肠内被吸收，随血液循环到达身体的各个组织和器官（如心脏、大脑、肝脏和肌肉组织），这时，胰腺开始分泌胰岛素进入血液，与葡萄糖相会。细胞中有专门与胰岛素结合的接受器，称为"受体"。当胰岛素与受体结合后，葡萄糖就能顺利地进入细胞，转化成身体维持日常活动所需要的能量。正常情况下，每日48U的胰岛素就能满足人体的需要。在发生胰岛素抵抗时，胰岛素与受体不能很好地结合，使葡萄糖不能进入细胞而大量滞留在血液中，血糖升高，胰岛B细胞就会"努力"分泌更多的胰岛素，造成高胰岛素血症，久而久之，胰岛B细胞因疲惫、衰竭而逐步丧失分泌胰岛素的功能，从而导致胰岛素分泌不足，发生典型的2型糖尿病。因此，糖尿病是由于自身不能很好地利用胰岛素，最终导致自身产生胰岛素的能力逐渐消失。80%～90%的2型糖尿病患者有胰岛素抵抗，还会影响到微血管，导致心肌病以及中风、下肢动脉狭窄等等，是滋生多种代谢疾病的共同土壤。80%的糖尿病患者死于冠心病。胰岛素抵抗多见于肥胖尤其是"苹果型"肥胖且伴有高血压、血脂紊乱的患者，受体相对减少，对胰岛素敏感性降低。胰岛素抵抗在糖尿病发生之前就已经存在，并且贯穿于2型糖尿病的整个发展过程中。胰岛素抵抗使患者胰岛素需求量增加，导致低血糖——加餐——体重增加——进一步加重胰岛素抵抗这一恶性循环。骨骼肌是人体的主要器官，它发生了轻微的胰岛素抵抗就可能导致整个机体明显的胰岛素抵抗。

（2）胰岛 B 细胞功能缺陷：2 型糖尿病的胰岛 B 细胞功能缺陷受多种因素影响，除糖毒性和脂毒性诱导胰岛 B 细胞凋亡外，还与肠道分泌的肠促胰素受损相关。胰岛 B 细胞功能的缺陷导致对血糖变化不能作出灵敏的分泌反应，第一时相反应减弱或消失，由此导致餐后血糖升高，后者又导致第二时相分泌延缓，主要表现为：①胰岛素分泌量的缺陷：随着空腹血糖浓度增高，最初空腹及葡萄糖刺激后胰岛素分泌代偿性增多（相对于血糖浓度而言，胰岛素分泌仍不足），空腹血糖浓度进一步增高时，胰岛素的分泌反应逐渐降低。②胰岛素分泌模式异常：第一时相胰岛素分泌减弱或消失；胰岛素原与胰岛素的比例增加等。在 2 型糖尿病的病程中，胰岛 B 细胞功能经历了从功能代偿、轻度失代偿、重度失代偿、完全失代偿这样一个残酷的无奈的衰减历程。胰岛 B 细胞功能的进行性下降推动了糖尿病的发生发展，修复其功能越早越好。临床表明，与西方人相比，亚洲人 2 型糖尿病患者胰岛功能减退发生更早且更为严重，其中早时相胰岛素分泌缺陷尤为显著。

3. 葡萄糖毒性和脂毒性

2 型糖尿病患者出现的高血糖和血脂紊乱可进一步降低胰岛素的敏感性和损伤胰岛功能，分别称为"葡萄糖毒性（glucotoxicity）"和"脂毒性（lipotoxicity）"。葡萄糖毒性可抑制胰岛 B 细胞的胰岛素分泌，使血管脆性增加，血液容易凝固，形成血栓堵塞血管而产生脑梗死、心肌梗死。脂毒性还可能是 2 型糖尿病发病机制中的原发因素，可以导致胰岛素抵抗并引起胰岛 B 细胞凋亡和分泌胰岛素功能的缺陷。

高血糖的成因除了胰岛素抵抗、胰岛 B 细胞功能不全外，还与肾脏重吸收葡萄糖过多、胰岛 A 细胞产生过多的胰高血糖素、肠促胰岛素作用异常以及大脑神经递质功能失调等密切相关。

4."节约基因"假说

糖尿病发病率增高最快的是由穷到富急剧变化着的发展中国家，如中国和印度，因此，美国密执安大学 James Neel 等 1962 年提出了"节约基因（thrifty genetype）"的假说。认为，长期物质生活匮乏条件下的贫困居民在与饥饿的斗争中，体内逐渐产生了一种有利于生存的"节约基因"，这种基因是人体在饥饿状态下的应急基因，使人能得到食品时把热量以脂肪的形式积攒起来，在发生饥荒时就容易生存。它是黄种人的特征基因。艰苦的生活条件下，"节约基因"对人的生存和种族的延续起到了积极作用，但当这些人群进入活动量少、热量过剩的丰衣足食生活状态时，这种"节约基因"便转变成肥胖和糖尿病易感基因，也就容易患糖尿病，所以发展中国家的人糖尿病发病率升高非常快。然而，节约基因需要几十年甚至更长的时间才能表现出胰岛素抵抗，因此，不能很好地解释亚洲人群胰岛素抵抗和糖尿病高发的原因。又有人提出"成年期追赶生长（CUGA）"观点，认为对于生长发育已经完成的群体，在营养状况迅速改善后，主要表现为脂肪组织的追赶生长，并具向心性分布的显著特点，因而在短时间内造成胰岛素抵抗。

二、危险因素

1. 遗传易感性。
2. 体力劳动减少及能量摄取增多。
3. 肥胖。因为肥胖容易造成胰岛素抵抗,是2型糖尿病自然病程的起点,也是其发生、发展的始动因素,代表了2型糖尿病的主要危险因素。

> **扩展阅读**
>
> 肥胖用体重指数衡量:
>
> $$体重指数 = 体重 / 身高的平方(kg/m^2)$$
>
> ≥24为超重;≥28为肥胖。大多数2型糖尿病患者体型肥胖。(体重指数核算表见附表三)
>
> 男性腰围比体重指数法更能说明人体的脂肪分布情况,男性腰围≥90cm及女性腰围≥80cm则为肥胖。肥胖时脂肪细胞膜和肌肉细胞膜的胰岛素受体数目减少,对胰岛素的亲和力降低,体细胞对胰岛素的敏感性下降,导致糖利用障碍,使血糖升高而患糖尿病。中国的2型糖尿病患者中,肥胖患者约占30%,北美人60%~70%存在肥胖,Pima印第安人和南太平洋Nauru和Samoa几乎全部存在肥胖。肥胖的人存在强烈的遗传背景,亚洲是糖尿病的重灾区。美国的林肯大学最近规定,身体肥胖的学生必须参加健身课后才能毕业。

4. 老龄化也是危险因素。一般40岁以上的中老年人患2型糖尿病的机会随年龄增加而增加，以50～70岁为患病的高峰年龄段，不过现在有年轻化的趋势。

5. 经济条件和地区因素不容忽视。城市居民糖尿病患病率高于农村居民，与其饮食结构、居住环境、生活习惯等密切相关。

6. 有家族史者患糖尿病的概率比普通人高。

7. 其他如吸烟、药物、应激（包括紧张、劳累、精神刺激、竞争的压力、心理负担过重）、外伤、手术、分娩巨大儿的妇女、出生时低体重者（胰腺可能发育不良）和一些重大疾病，都可以诱发2型糖尿病。

高危人群是否发展成为糖尿病，关键还在于是否存在发生糖尿病的诱因，如不良的生活方式、肥胖、缺乏运动，因此有人说，多吃少动是2型糖尿病的发动机。不良的饮食习惯，如高脂、高热量饮食（如"可口可乐"、"麦当劳"等）以及过量饮酒容易引发糖尿病。

第三章
糖尿病的病理生理

胰岛素抵抗和胰岛 B 细胞功能缺陷是 2 型糖尿病的基本病理生理特征。由于胰岛素的生物活性或效应绝对或相对不足，引起糖、脂肪、蛋白质的代谢紊乱，临床上出现以高血糖为主要特征的症候群。因为脂蛋白酶活性低下，从血浆移除三酰甘油减少，使血液中游离脂肪酸和三酰甘油浓度升高；由于胰岛素缺乏，使蛋白质合成减少，分解代谢增强，导致负氮平衡；当胰岛素严重缺乏时，脂肪组织大量分解，产生大量酮体，当超过机体对酮体的氧化利用能力时，产生的大量酮体会形成酮症甚至酮症酸中毒。因此，只要控制了血糖，高血脂、低蛋白状态均可以得到改善。在发生胰岛素抵抗的情况下，如果胰岛 B 细胞功能代偿性增加胰岛素的分泌，则可能维持血糖的正常；当胰岛 B 细胞功能有缺陷，对胰岛素抵抗无法代偿时，就会发生 2 型糖尿病。

胰岛 A 细胞分泌的胰高血糖素功能失调和肠道分泌的肠促胰素受损在糖尿病的发病机制中也越来越受到重视。

第一节　糖、脂肪、蛋白质的正常代谢

人体需要原材料来构筑和更新，也需要能量来维持各项生命活动。糖、脂肪和蛋白质等营养物质在人体内进行合成和分解代谢，不断进行转化，为人体源源不断地提供能量和"建筑材料"。通常把物质代谢过程中所伴随的能量的贮存、释放、转移和利用称为能量代谢。糖、脂肪和蛋白质三大物质代谢是人体生命活动的基础。

一、糖代谢

糖（carbohydrate）的主要功能是提供生命活动所需要的能量，食物中的糖经过消化、吸收进入血液中，最主要的是葡萄糖，因此，糖代谢主要是葡萄糖的代谢。在氧供应充足的情况下，葡萄糖可完全氧化并释放出较多的能量，这个过程就叫做糖的有氧氧化；在氧气供应不足的情况下，葡萄糖只能分解到乳酸阶段，释放的能量也很少，这就是糖的无氧酵解，无氧酵解虽然释放较少的能量，但在人体活动中有着重要的生理意义，在剧烈的无氧运动时就成为人体的能源物质惟一不需氧的供能途径。

（一）糖的消化和吸收

食物中的糖主要是淀粉以及一些单糖及多糖，双糖及多糖都必须经过酶的催化水解形成单糖后才能吸收。食物中的淀粉在口

腔中短暂停留，经过一些酶的作用分解成少量的葡萄糖、麦芽糖以及糊精。小肠是淀粉消化的主要场所，小肠中含有胰腺分泌的α淀粉酶等，经过一系列的化学反应最后分解成单糖，在小肠上段吸收。

（二）血糖

简单来说，血液中的葡萄糖就叫血糖。正常情况下，在神经系统、激素（如胰岛素、胰高血糖素、促肾上腺皮质激素、生长激素、甲状腺激素、糖皮质激素等）及组织器官的调控下，血糖的来源和去路保持动态平衡，血糖浓度维持在一个恒定而又相对狭窄的范围内，便于人体各种代谢活动的进行。

1. 血糖的来源

主要来自食物消化吸收后形成的糖；肝糖原分解是空腹时血糖的直接来源；甘油、乳酸等通过糖异生生成葡萄糖，它是长期饥饿时血糖的来源。

2. 血糖的去路

包括：①人在日常活动时，组织氧化分解葡萄糖为机体提供能量，也是血糖的主要消耗形式；②肝脏、肌肉等组织中合成糖原；③转变成脂肪等非糖物质进行储存；④血糖浓度过高时，也可以暂时通过尿液排出，病理情况下，常见于糖尿病。

二、蛋白质代谢

蛋白质（protein）基本单位是氨基酸，它的主要作用是作为细胞的成分维持组织的生长、更新和修补，产生一些生物活性物质包括胺类、神经递质、激素、嘌呤、嘧啶等。为机体供能则是氨基酸的次要功能。体内蛋白质的代谢可以用氮平衡来评价，正常人氮的摄入和排出基本相等，如果摄入的氮＜排出的氮，被称之为负氮平衡，如甲状腺功能亢进症（甲亢）等消耗性疾病；如果摄入的氮＞排出的氮，表示体内蛋白质合成大于分解，见于儿童、孕妇。

蛋白质由必需氨基酸和非必需氨基酸组成。必需氨基酸是指体内需要，但人体不能合成或虽有合成但不能满足身体的需要，必须由食物提供，包括赖氨酸、色氨酸、苯丙氨酸、甲硫（蛋）氨酸、苏氨酸、亮氨酸、异亮氨酸、缬氨酸8种；非必需氨基酸是人体需要，但本身可以合成。

蛋白质主要在小肠消化，其次是胃，在多种蛋白水解酶的催化下水解成氨基酸和少量多肽，然后大多数被小肠黏膜吸收，少量未被吸收的氨基酸、多肽及蛋白质在大肠下部大肠杆菌的作用下发生化学变化称为腐败。

三、脂代谢

脂肪（fat）主要功能是贮存和供给能量。脂类主要在肝、脂肪组织、小肠合成，肝的合成能力最强。肝细胞能合成脂肪，但不能储存脂肪，合成后通过载脂蛋白、胆固醇等结合成极低密度脂蛋白，才能通过血液运到肝外组织储存或利用。如果肝脏合成的三酰甘油不能及时转运至肝外，就形成脂肪肝。脂肪细胞是机体合成及储存脂肪的仓库，在一些酶的作用下，分解为脂肪酸和甘油，并释放入血供其他组织氧化供能。

在氧供应充足的条件下，除脑组织外（脂肪酸不能通过血脑屏障），脂肪酸在各组织器官均可以彻底氧化成水和二氧化碳，并释放大量能量供其利用。脂肪酸在肝脏分解氧化时还产生一种中间代谢产物——酮体（包括乙酰乙酸、β羟丁酸、丙酮酸）。肝脏可以产生但不能利用酮体，肝外组织可以利用却不能产生酮体，正常情况下人体酮体含量很少。血糖很高的糖尿病患者葡萄糖不能有效利用，从而使脂肪酸转化成大量酮体，当超过肝外组织利用的能力时，就会引起酮症，严重时可以引起酮症酸中毒。

第二节　胰岛素的分泌

胰岛素是胰岛 B 细胞分泌的结构极其复杂的蛋白质，是葡萄糖代谢中不可缺少的主要的降糖激素，也是胰高血糖素、糖皮质激素、生长激素等升糖激素的拮抗激素。

正常人在进餐后，胰岛素呈双相脉冲式分泌，同时胰高血糖素分泌减少，在双激素的调控下，餐后血糖维持稳定。

第一时相（又称早时相、快速分泌相）：脉冲式低量分泌，即基础分泌。胰岛 B 细胞接受葛萄糖刺激，在 $0.5 \sim 1 min$ 的潜伏期后，出现快速分泌峰，$2 min$ 达到高峰，持续 $3 \sim 5 min$ 后降低。第一时相分泌胰岛素可以直接作用于肝脏，主要抑制肝葡萄糖的产生、输出和促进进餐时所吸收的葡萄糖的利用和储存，抑制胰高血糖素产生，增加外周组织（如肝脏、肌肉、脂肪组织）对葡萄糖的摄取而控制餐后血糖。

第二时相（又称晚时相、延迟分泌相）：餐时迅速、足量的峰值分泌，即峰谷分泌。快速分泌相后出现的缓慢而持久的分泌峰，在葡萄糖摄入后 5～10min 开始，呈梯度增加，持续至 1h 左右，餐后 2h 后血糖逐渐降至空腹水平。

正常情况下，胰岛素由门脉循环进入肝脏，继而进入体循环作用于脂肪和肌肉等外周组织。骨骼肌是胰岛素作用的靶组织，正常时 80% 以上的葡萄糖由骨骼肌代谢。外源性胰岛素则经皮下注射后主要作用于外周组织，代谢途径不同使外源性胰岛素抑制内源性葡萄糖生成的作用减弱，而其抑制脂解、促进周围组织葡萄糖吸收的作用相对增加，导致周围组织"过度胰岛素化"。

多种因素影响胰岛素分泌，血糖浓度升高是促进胰岛素分泌的最主要、直接的刺激因素；其次是氨基酸和脂肪酸浓度的升高；此外，一些升糖激素、胃肠激素以及神经（胰岛受迷走与交感神经支配）等对胰岛素分泌的调节也有一定的作用。

第三节　胰岛素的生理作用

胰岛素是促进合成代谢，维持血糖浓度稳定的主要激素，也是人体能量储备调节的重要激素，对调节机体的各种营养物质代谢，维持身体正常代谢和生长必不可少。胰岛素除了降糖作用之外，尚有抗炎、抑制血小板凝集、潜在的抗动脉粥样硬化、保护神经系统的作用。

1. 对糖代谢的影响

胰岛素通过增加糖的去路与减少糖的来源，使血糖降低。胰岛素能促进葡萄糖进入细胞内，促进全身组织特别是肝脏、肌肉和脂肪组织摄取和利用葡萄糖，促进肝糖原和肌糖原的合成，抑制糖原异生，促进葡萄糖转变为脂肪并贮存于脂肪组织中，从而降低血糖水平。

2. 对脂肪代谢的影响

胰岛素可促进肝脏合成脂肪，并转运到脂肪细胞贮存；抑制脂肪酶的活性，减少脂肪分解。

3. 对蛋白质代谢的影响

胰岛素在蛋白质合成的各个环节都起着非常重要的作用，故对机体生长发育起促进作用，并抑制蛋白质分解和糖异生。

第四节 2 型糖尿病的胰岛素分泌

2 型糖尿病患者胰岛素分泌水平不确定，可增高、减少或正常。对葡萄糖的刺激反应减弱，其基础胰岛素分泌量可以在正常范围内，但是口服葡萄糖后 30～60min 时血浆胰岛素水平仍低于正常，60min 才开始上升，到 2～3h 达高峰，3～5h 后血糖浓度虽已下降，但胰岛素分泌处于高水平，呈现胰岛素分泌曲线后移现象，可以引起下一餐前的低血糖。早时相胰岛素分泌的延迟或缺失是 2 型糖尿病患者最主要的病理生理特点。胰岛素分泌延迟，主要是由于胰岛 B 细胞的葡萄糖受体功能异常。胰岛素分泌反应迟缓，由此导致餐后血糖升高，又造成随后晚时相胰岛素代偿性分泌增加，表现为高胰岛素血症，虽然胰岛素分泌增多，但还是不能满足机体的需要，因而呈现胰岛素相对不足。高胰岛素血症可致患者肥胖，加重胰岛素抵抗，使胰岛素作用进一步减弱。长时间的高血糖、高氨基酸和高脂血症可持续刺激胰岛素分泌，致使胰岛B细胞功能减退到一定程度就引起了糖尿病。晚时相胰岛素分泌反应的过度代偿，增加了胰岛负担，会引起患者餐前低血糖，因此，恢复第一时相胰岛素分泌反应可使随后的胰岛素需求大大减少，起到节约胰岛素和减轻胰岛负担的作用，采用强化治疗等促使胰岛素早时相分泌正常，是治疗2型糖尿病的一项重要措施。

第五节　2型糖尿病的代谢异常

2型糖尿病由于胰岛素分泌的缺乏或不足，引起糖、蛋白质和脂肪三大物质代谢异常。

一、糖代谢异常

糖尿病时糖代谢异常最主要的表现是血糖增高，胰岛素/胰高血糖素比值降低。肝糖原合成受阻，使血糖的去路不畅；肝糖原分解和糖异生加强，血糖的来源增加，使血糖升高。血糖过高经肾排出时，形成尿糖，并产生了渗透性利尿。糖尿病患者如果出现肾功能不全，血糖可升至33.6mmol/L，使细胞外液渗透压急剧上升，造成脑细胞脱水，甚至出现高血糖高渗状态（HHS）甚至昏迷。

二、蛋白质代谢异常

糖尿病患者由于胰岛素缺乏,葡萄糖不能被身体利用,蛋白质合成代谢受阻而分解代谢增强,蛋白质消耗增多,出现负氮平衡,使糖尿病患者日渐消瘦,免疫力下降,容易并发感染,机体修复能力变差,受伤后伤口往往难以愈合。

三、脂代谢异常

胰岛素缺乏,糖利用受阻,脂肪分解加强,产生大量脂肪酸,后者在肝内氧化成大量酮体,可引起酮症酸中毒。血脂代谢紊乱是糖尿病引起心血管病变的罪魁祸首。

第四章
2型糖尿病的临床表现

第一节 主要临床表现

2型糖尿病的临床表现大体上包括两个方面：一个是高血糖带来的"三多一少"；另一个是并发症造成的病变，如糖尿病肾病、糖尿病视网膜病变等。2型糖尿病可发生在任何年龄，但多见于成人，常发生在40岁以上。多数发病缓慢，半数以上无任何症状，相当多的患者是以并发症、伴发症就诊或健康检查时发现，很少出现糖尿病酮症酸中毒（DKA）。严重的高血糖可引起糖尿病急性代谢综合征（代谢综合征也被称作胰岛素抵抗综合征，它是多个代谢紊乱集中于同一患者的临床症候群，主要表现为肥胖、高血压、血糖异常、血脂异常。80%的糖尿病都可以被视为代谢综合征），而长期的高血糖则会引起微血管和大血管病变导致组织器官损伤。

糖尿病的死亡原因主要是：水和电解质平衡紊乱、休克、严重感染、心肌梗死、肾功能衰竭、脑水肿和脑卒中以及高龄。

一、"三多一少"症状

从发病原因讲，糖尿病是由于各种因素造成的胰岛素绝对或相对缺乏或胰高血糖素不适当升高以致葡萄糖不能有效地被组织利用，造成血糖不能储存，因而血糖升高，一部分人会出现比较典型的"三多一少"的症状。

1. 多尿

血糖增高一方面导致渗透性利尿而多尿；另一方面，人体为了抵抗葡萄糖毒性作用，会通过大量排尿以降糖而出现多尿。血糖越高，尿量也越多，当然，由于肾糖阈不同也不尽然。约有 2/3 的人有多尿的症状，有时尿量多达每天 3 000～5 000ml，甚至更多。

糖尿病患者小便可出现泡沫，是由于糖尿病肾病尿中出现较多的蛋白质致表面张力发生的改变、久置后外界的细菌分解尿糖后产的气或者泌尿道产气杆菌感染所致。

2. 多饮

多尿导致机体大量失水而出现口渴多饮。多尿与多饮是一种因果关系，多尿是多饮的原因，多饮是多尿的结果。只有多饮才能补充体内丧失的大量水分。不过老年人由于中枢神经感受性减弱，即使失水明显，饮水的欲望也不明显。

3. 多食

由于胰岛素缺乏，患者有糖也不能很好地利用，下丘脑摄食中枢得不到足够营养，以致饥饿感强烈而多食。

4. 消瘦

患者有糖不能很好利用，身体得不到足够的能源，脂肪无法积蓄；有糖不能利用，只得动用体内脂肪和蛋白质，因而肌肉消耗，脂肪减少，出现负氮平衡而消瘦。

多尿会造成电解质紊乱特别是失钾，从而致患者感到疲乏无力。一般地说，除了老年人因感觉迟缓外，血糖 > 15mmol/L 才会有比较明显的症状。

二、其他症状

1. 低血糖——餐前特别饥饿

正常人早时相胰岛素分泌几乎与进食的葡萄糖刺激同步，随后出现晚时相胰岛素分泌，维持血糖稳定，而 2 型糖尿病患者胰岛素分泌的这一规律被打乱，前期或早期胰岛素早时相分泌不足，晚时相又代偿性过度分泌，分泌高峰迟缓，餐后 3~5h 血浆胰岛素水平不适当地升高，引起反应性低血糖。也就是说，餐后血糖升高胰岛素不能及时分泌而延迟，血糖不能及时降低，引起餐后血糖增高，下餐进餐前血糖降低了，而此时胰岛素分泌达到高峰，造成血糖更低，出现反应性低血糖使患者特别饥饿，可成为此类患者的首发临床表现。随着病情进展，胰岛素分泌越来越少，高峰也越来越不明显，此种情况餐前性饥饿表现不明显。

2. 心血管系统

可出现心悸、气促、心动过速或过缓、心律不齐、胸闷或心前区不适，伴有严重的心肌病变时有可能出现顽固性心力衰竭，更严重者可出现心源性猝死。

3. 皮肤感染

糖尿病患者由于糖代谢紊乱，皮肤的血管和神经病变使皮肤的抵抗力减低，导致皮肤容易感染。

4. 视力下降

糖尿病患者其血糖波动可通过眼球内晶状体外渗透压来影响晶状体调节能力，会造成眼球聚光困难；另一方面，由于糖尿病的血管病变容易损害视网膜，加之老年糖尿病患者更易患青光眼等，诸多因素造成糖尿病患者视力下降。

5. 生殖系统

男性糖尿病患者最常见的为阳痿和性欲减退，女性最常见的是外阴瘙痒、经量过少、闭经及性欲减退、多次自动流产、胎儿发育不正常（如畸形、巨大胎儿等）。

糖尿病的病情也可以随着气候变化有所波动，冬季不如夏季稳定，病情往往会加重、反复或恶化。

三、60岁以上老年人的糖尿病特点

60岁以上老年糖尿病患者中约95%为2型糖尿病。往往无症状或症状轻微，病情较轻，起病隐匿，"三多一少"症状不典型，且随着年龄增长而减轻。

常同时伴有高血压、高脂血症、高尿酸血症、冠心病等多种心脑血管基础疾病，发病时糖尿病的症状也常常被各种基础疾病的症状所掩盖，因而造成误诊漏诊并影响治疗。大多数患者各个器官、各个系统都有不同程度的功能减退,因而病情进展快,易发生肾功能衰竭。在治疗时较容易发生后果比较严重的低血糖,低血糖很容易引发昏迷,也容易诱发心肌梗死。

易发生高血糖高渗状态。可因高血糖、呕吐腹泻失水及一些应激因素而发生高渗性昏迷。同时,可因心、肝、肾不同程度的功能减退,乳酸清除减慢,在某些诱因(如饮酒)作用下,易致乳性酸中毒。

尤其在农村,一部分患者因病致贫,经济条件不理想,或丧偶或独居,就诊受经济、行动、交通等条件制约,不易配合医嘱,血糖控制较差。

第二节 主要并发症

糖尿病是一种慢性的全身性进行性的内分泌代谢性疾病。由于体内胰岛素分泌相对或绝对不足,造成持续性高血糖,这种高血糖的毒性对全身各个系统、各个器官造成不同程度的损伤,可谓是"无孔不入、无恶不作"。严重的并发症可累及心脏、肾脏、眼睛和神经系统,造成诸如心肌梗死、肾功能衰竭、失明、截肢等严重的后果,因此,糖尿病并不可怕,可怕的是严重并发症,特别是"病来如山倒"的急性并发症。引起并发症的因素主要是持续性高血糖、胰岛素抵抗、长期用药所产生的毒副作用。早预防、早治疗,延缓糖尿病进展,是预防并发症发生与发展的关键。中老年糖尿病患者常死于心肌梗死、脑血管意外,而青少年患者常死于肾功能衰竭。

糖尿病的主要并发症有:

一、急性严重代谢紊乱

糖尿病酮症酸中毒（diabetic ketoacidosis，DKA）、高血糖高渗状态（hyperglycemic hyperosmolar status，HHS，与以前所称"高渗性非酮症性糖尿病昏迷"略有不同），均来势比较凶险，不能怠慢，应尽快、尽早到医院救治，以免延误治疗；对于糖尿病患者来说，血糖＜2.8mmol/L（老年人＜3.0mmol/L）时就要诊断为低血糖，低血糖重者会出现昏迷甚至死亡，不可怠慢。

二、感染性并发症

常发生疖、痈等皮肤化脓性感染；体癣等真菌感染；女性阴道炎、巴氏腺炎等白色念珠菌感染；肺结核的结核杆菌感染等。常反复发生，经久不愈。

三、慢性并发症

高血糖的持续毒性作用使得全身各个系统、各个组织器官均遭受不同程度的损伤，继而引起功能障碍及形态上的改变。发病机制复杂，且未完全明了，与遗传易感性、胰岛素抵抗、糖毒性、脂毒性、氧化应激等多种因素互相影响，其中高血糖引起的氧化应激是重要的共同机制。此外，胰岛素、性激素、生长激素等多种激素水平异常，脂代谢异常，血管内皮细胞功能紊乱等因素直接或间接参与各种慢性并发症的发生发展过程。相当多的患者其并发症在确诊之前就已经发生,特别是在边远的农村、经济相对不发达的地区,文化程度较低的患者更是如此,多因并发症就医而发现糖尿病。

慢性并发症主要表现在:

(一)大血管病变

糖尿病的可怕之处就是对血管的破坏力,糖尿病患者动脉粥样硬化患病率较高,发病年龄较轻,主要累及主动脉、冠状动脉、脑动脉、肾动脉、肢体外周动脉,引起冠心病、缺血或出血性脑血管病变、肾动脉硬化等。

> 深度阅读
>
> 20世纪末,美国就有学者提出"糖尿病就是心血管疾病"的说法,因为糖尿病是心血管疾病的重要危险因素,相当多的糖尿病患者最终死于冠心病,因此有人提出,糖尿病应称为"糖心病",虽然改名并不现实,但至少可以说明糖尿病和心血管病是一对难分难离的难兄难弟。

(二)微血管病变

微血管是指微小动脉和微小静脉之间100μm以下的毛细血管及微血管网。微血管病变是糖尿病的特异性并发症,典型改变是微循环障碍和微血管内皮细胞增生、基底膜增厚,并有微血管瘤形成。

1. 糖尿病肾病

是糖尿病最严重的微血管并发症之一,也是糖尿病患者的主要死因之一。与遗传有一定的关系,新近发现其病因除与血糖和血压升高有关外,炎症反应也是糖尿病肾病发生的一个机制。病史常超过10年,随着病情进展,逐步由肾功能受损到肾功能不全直至肾功能衰竭,如果肌酐清除率(CCr)< 10ml/min,血肌酐(SCr)≥ 707μmol/L,就发生了尿毒症。糖尿病患者CCr在10~15ml/min时就要提前安排透析,只有进行腹膜透析或者血液透析,才能维持生命。当然,通过透析使病情稳定并符合条件后进行肾移植才是使患者肾功能恢复的最佳选择。

糖尿病肾病早期如果能及时诊断,控制血糖、血压,进行有效的干预,是有希望使部分早期肾脏损害延缓发展甚至逆转的。每年检测1次尿微量白蛋白,可以早期发现肾脏的损害;每年检测1次以上血肌酐,能明确肾脏受损程度。

2. 糖尿病眼病

糖尿病病程超过10年,大部分患者都合并有眼的病变,特别是白内障和糖尿病视网膜病变,是失明的主要原因之一。糖尿病对眼睛的损害从外到内,是全方位的,可以形成角膜溃疡、虹膜睫状体病变、因房水回流不畅发生青光眼、白内障发生早而重,也可以引起玻璃体出血、屈光不正、不同程度的视网膜病变如黄斑病变。然而,糖尿病眼底并发症早期几乎没有症状,一旦出现症状往往是中晚期了,甚至失去了治疗机会。为了避免丧失视力,在确诊糖尿病后,每年就应扩瞳检查眼底。激光治疗早期视网膜病变效果较好。

3. 糖尿病性心肌病

心脏的微血管病变以及心肌代谢紊乱可引起心肌广泛灶性坏死,诱发心力衰竭、心律失常、心源性休克和猝死。

（三）神经系统病变

糖尿病可影响全身所有的神经组织，随着病情进展可逐步累及整个神经系统任何部分，甚至威胁生命。糖尿病神经性病变控制困难，虽然控制好血糖有助于延缓神经性病变的进展，但血糖控制好坏与神经性病变轻重并不相平行。病变最常累及周围神经系统。

神经性病变可分为：

1. 中枢神经系统并发症

急性代谢紊乱时可有神志改变、缺血性脑卒中、短暂性脑缺血发作（TIA，也称小中风），老年痴呆危险性也增加。

2. 周围神经病变

进展缓慢，主要表现为末梢神经炎，患者出现肢体疼痛、肢端袜子手套状感觉异常、麻木、烧灼感、蚁行感，通常为对称性，下肢重于上肢。单一外周神经损害少见，主要累及脑神经。可有触觉过敏、痛觉过敏。

3. 自主神经（一般指调节如心跳、胃肠蠕动、排尿、血管运动和其他脏器活动的神经）病变

常常引起排尿困难、尿潴留，胃肠功能紊乱，勃起功能障碍，甚至心律失常和体位性低血压。

4. 糖尿病性胃轻瘫

指糖尿病患者无机械性肠梗阻存在的情况下，继发于糖尿病以胃自主神经功能紊乱而引起胃动力障碍为特点的临床症候群，主要表现为腹胀、厌食、嗳气、恶心、呕吐、体重减轻等症状。这是因为糖尿病的神经性病变可损伤支配胃肠运动的神经，从而使胃肠蠕

动功能受损，消化功能受损，胃肠排空减缓，导致食物滞留于胃肠并在其中发酵。同时，还可能伴有其他自主神经功能紊乱的表现。

（四）糖尿病足

双足的骨头占全身206块中的52块，含66个关节、40块肌肉、200多条韧带，有人称之为"第二心脏"，可见其重要性。糖尿病足是引起糖尿病患者截肢的主要原因。下肢远端神经异常和血管病变造成足部供血不足，神经病变造成感觉缺失而易造成下肢皮肤溃疡，轻者下肢跛行，进一步发展出现下肢休息痛，不仅活动时疼痛，休息时也会出现疼痛，更有甚者出现坏疽，若不及时有效处理，严重者不得不接受截肢的事实。因此，平时要注意足的保护，鞋子要宽松（大1cm），洗脚水温要适宜，防止烫伤，不要赤足行走。

此病在北方地区高发，可能与北方人饮食和生活习惯有关，如北方气候较冷，高糖、高脂饮食，膳食纤维相对较少，喜烟好酒等。

（五）糖尿病骨关节病

糖尿病患者由于代谢紊乱造成破骨细胞活性增强，成骨细胞活性减弱，骨质疏松比非糖尿病患者发生要早且重。X线检查或骨密度检查比较容易发现，除积极控制血糖外，还应及早补充钙及维生素D。

（六）糖尿病的其他并发症

1. 糖尿病与口腔疾病

糖尿病患者由于血糖高，唾液中糖分增加，为一些细菌生长提供了有利条件，因此容易发生牙周炎、龋齿，严重者出现牙龈萎缩、牙齿脱落。

2. 糖尿病与性功能障碍

糖尿病可引起性功能障碍尤其是男性的性功能障碍,可以说,它对患者的影响特别是心理和精神上的压力仅次于失明和截肢,主要表现为性欲减退、性高潮感消失、阳痿、早泄、逆向射精或不射精、婚后不育。治疗上仍然是要综合性,必须强调的是心理治疗十分重要。

3. 糖尿病与妇科疾病

糖尿病患者由于血糖增高,常出现反复发作的生殖泌尿系感染,并且久治不愈。

此外,糖尿病引起的心理障碍也是不能掉以轻心的。还要注意的是,血糖正常也不一定就不会出现并发症。

第五章
糖尿病的实验室检查

第一节 尿液检查

一、尿糖测定

正常人尿液中含有微量葡萄糖,常规方法不能测出。尿糖阳性提示血糖值超过肾糖阈(8.9~10mmol/L),是诊断糖尿病的重要线索。尿糖取决于3个因素:血糖浓度、肾对血糖的滤过能力和肾小管对血糖的再吸收能力。尿糖与血糖在肾功能正常的情况下,一般呈正相关,但是尿糖还受其他许多因素的影响,因此,尿糖与血糖并不完全一致。

【检测方法】

(1)试剂法:用班氏试剂测定,目前已不用。

(2)纸片法:用葡萄糖氧化酶反应法,根据色泽判断。

(3)随意尿检查:可以检测某一时间的尿糖变化情况。

(4)段尿检查:将某一时段的尿进行检测。

(5)尿糖定量检查:收集24h尿液测定尿糖的量。

【临床意义】

(1)尿糖阳性:除糖尿病外,还见于:①肾性糖尿如慢性肾炎、肾病综合征等；②内分泌性糖尿如甲状腺功能亢进症；③神经性糖尿如脑血管意外、癫痫等；④药物性糖尿如服用氨基比林、口服避孕药等；⑤胃切除者葡萄糖在肠内吸收加快，餐后血糖迅速升高，可出现暂时性糖尿；⑥肝源性尿糖，是肝功能异常，肝脏不能把餐后高血糖合成肝糖原所致。此外，如妊娠期间，细胞外液容量增加，抑制肾小管对葡萄糖的重吸收，使肾糖阈降低，易出现尿糖阳性（但血糖正常），称妊娠性尿糖。有时妊娠后期或哺乳期乳糖产生过多，称乳糖尿。

（2）尿糖阴性：不能排除糖尿病，因为并发肾脏病变时肾糖阈升高，虽血糖升高而尿糖阴性；有的老年糖尿病患者血糖甚至已超过 13.0mmol/L，尿糖却为阴性；糖尿病患者经过治疗后，血糖正常，尿糖也可能呈阴性。

（3）血糖高低决定尿糖的有无，一般：

① 尿糖为（±），血糖在 8.9～11.1mmol/L。

② 尿糖为（+），血糖在 11.1～13.9mmol/L。

③ 尿糖为（++），血糖在 13.9～16.7mmol/L。

④ 尿糖为（+++），血糖在 16.7～19.4mmol/L。

⑤ 尿糖为（++++），血糖＞19.4mmol/L。

二、尿微量白蛋白测定

微量白蛋白尿是指 24h 尿白蛋白排泄在 30～300mg。它的检测是早期发现糖尿病肾脏病变最可靠也是最敏感的指标，同时也是血管广泛损伤的标志，对预测心血管疾病进展和疗效评价有重要的参考价值。健康人尿中微量白蛋白＜ 30mg/24h，常规方法不能测出。

1. 全天尿（连续 24h 尿液）检查

取尿样数毫升，测定 1ml 尿液中白蛋白的量，据此再计算出 24h 尿白蛋白的量。当尿中白蛋白排出量在 30～300mg/24h 时，可诊为早期糖尿病肾病。本法测定准确，不受活动和尿的次数限制，但费时，也不方便。

2. 段尿（夜间 12h 或 8h）检查

计算出每分钟的白蛋白排出量。本法简单，操作方便。

小贴士

留尿标本的注意事项：

1. 最好是晨尿，留尿前两天避免剧烈运动，女性避开经期。晨尿是指早晨不进食和饮水空腹时所排的尿。
2. 取清洁中段尿。
3. 尿排出后 30～60min 送检。
4. 收集 12～24h 尿时须加防腐剂。

第二节　血糖测定

血糖是诊断糖尿病最重要的依据，也是反应糖尿病病情和疗效判定的重要指标。血浆、血清血糖比全血血糖可升高 15%，诊断糖尿病必须用静脉血测定，空腹血糖可反映胰岛功能，随访监测可用便携式血糖计（毛细血管全血测定）。

药物对血糖测定值有一定的影响：①使血糖升高的药物主要

有：促甲状腺激素释放激素、促肾上腺皮质激素、生长激素、生长抑素、甲状腺激素、糖皮质激素、儿茶酚胺、咖啡因、异烟肼、口服避孕药以及双氢克脲塞等利尿降压药等。②使血糖降低的药主要有：降糖药、对氨基水杨酸类、磺胺类、他巴唑、普萘洛尔等。

1. 空腹血糖（FPG）

又称基础血糖，是指隔夜禁食 8～12h 之后于次日早餐前所测的血糖（以 6:00～8:00 为最好），测前无需严格限制饮水和停用正在服用的药物（但如果去医院路途遥远、有可能数小时处于空腹状态下，安全起见还是带药到医院为好，特别是老年人更要注意），不运动。

【正常值】 3.9～6.0mmol/L。

【临床意义】 6.1～6.9mmol/L，考虑空腹血糖调节受损；≥7.0mmol/L 考虑糖尿病。

空腹血糖反映患者在无糖负荷刺激状态下的基础胰岛素分泌情况，如空腹血糖＞11.1mmol/L，说明胰岛素分泌量已极少或没有，如果空腹血糖＞7.8mmol/L，提示胰岛素分泌能力减少 3/4 左右。同时可以反映头一天晚间用药（如服用长效降糖药或应用中、长效胰岛素治疗）的效果——是否可以控制血糖到次日早晨。决定空腹血糖的主要因素是足够量基础胰岛素分泌以及肝脏对胰岛素足够的敏感性以控制肝糖（肝细胞内肝糖原分解产生的葡萄糖和糖异生转化的葡萄糖）输出。病情稳定时，每周查一次血糖较好。

2. 餐后 2h 血糖（2hPG）

指从吃第一口饭起计时到餐后 2h 准时采血所测的血糖。是反映胰岛 B 细胞储备功能的重要指标，可协助空腹血糖不高的 2 型糖尿病早期诊断，也可用以判断饮食控制和药物治疗是否合适，是空腹血糖不可替代的。餐后高血糖也是导致糖尿病心脑血管等并发症及加速血管动脉粥样硬化的罪魁祸首，是冠心病死亡的独立因素。测定餐后血糖，应与平时一样的时间、剂量用药和进食，因它受所进食物的种类、胃肠蠕动快慢、餐后运动和餐前血糖水平等多种因素影响。在做空腹血糖检查时，所进的食物一定要与平时的饮食相当，过多过少时都会影响检查结果。

特别提醒

> 常碰到一些人在做餐后血糖检查时，因在外吃早餐，怕浪费，进食不是与平时早餐相当而是买多少就吃多少，结果查出来的餐后血糖不能反应平时的真实情况，掩盖了血糖的真实性，为治疗提供了错误信息。

3.（中、晚）餐前血糖

反映胰岛 B 细胞分泌功能的持续性。餐前血糖可指导患者饮食调节，正在接受胰岛素治疗的患者餐前血糖高，反映上次餐前的胰岛素用量不足。晚餐前血糖能反应白天用药后的血糖控制情况。

正常人餐后 2h 血糖和餐前血糖值之差应 > 1.0mmol/L。若差值大，表示胰岛后续功能好；差值小表示胰岛后续功能差或药量不足。

4. 睡前血糖

反映胰岛 B 细胞分泌的胰岛素对进食晚餐后高血糖的控制能力。指导夜间加餐、用药，避免夜间低血糖发生。

5. 凌晨 3：00 血糖

有助鉴别空腹高血糖的原因，鉴别是黎明现象还是苏木杰现象。

6. 随机血糖

一天中任何时候所测得的血糖值，可以了解机体在特殊情况下对血糖的影响，它不受进食量的多少、种类以及饮酒等限制。

7. 动态血糖监测

可以提供患者全天每 5 分钟共 288 点的血糖测定值。这些数据可以下载到电脑中，并且可以绘出完整的血糖图和统计图。

> **小贴士**
>
> 血液标本宜在取血后 1h 内进行测定，因标本每超过 1h 血糖浓度就下降 10%。如果不能及时送检，可以用氟化钠溶液作为防腐剂以确保实验的准确性。

第三节 口服葡萄糖耐量试验

1913 年就开始用口服葡萄糖耐量试验（OGTT）来诊断糖尿病。但现在我们只有当血糖高于正常范围又未达到糖尿病诊断标准时采用 OGTT。

【检测方法】 清晨空腹，成人口服 75g 无水葡萄糖溶于 250～300ml 水中，5～10min 内饮完。注意试验前 3 天不要限食，保证足够的糖类饮食，每天不低于 5 两，以免造成人为的糖耐量受损。停用利尿剂、肾上腺皮质激素、避孕药、苯妥英钠等可能影响血糖的药物 3～7d。试验前晚餐后禁食，空腹过夜 8h 以上。

发热、严重失眠不宜做 OGTT，已确诊为糖尿病者一般不做 OGTT。此外，检测前剧烈体力活动、情绪激动以及应激等都可以使 OGTT 升高。

【临床意义】 正常糖耐量：< 7.0mmol/L；糖耐量减低（IGT）：7.8 ～ 11mmol/L。

第四节　糖化血红蛋白测定

糖化血红蛋白（GHbA1）是葡萄糖（或其他糖）与血红蛋白中两条 β 链 N 端的缬氨酸发生非酶催化反应（一种不可逆的蛋白糖化反应）的产物，其合成率与血液中葡萄糖浓度呈正相关，也就是说，它越高，血糖就越高。GHbA1 有 a、b、c 三种亚型，而以 GHbA1c（A1c）为主。正常人 A1c 占血红蛋白总量的 3% ～ 6%。

由于红细胞在血液循环中的寿命为 120d，因此，A1c 反映患者取血前 8 ～ 12 周血糖的总水平，而且较稳定，既不受饮食、运动及降糖药物的即时影响，也不反应瞬时血糖变化，干扰因素较少，被认为是反映长期血糖控制水平的金标准和预测并发症的有价值的指标。检测结果受血糖水平、妊娠、红细胞寿命、年龄、超重、激素、地域及检测方法等因素影响。不适用于儿童糖尿病筛查。

【检测方法】 主要的检测方法有两种，低压或高压离子交换层析法和免疫分析法。

【诊断标准】 目前，我国正常人标准为 6.5% 以下。6% ～ 7%：血糖控制比较理想；7% ～ 8%：血糖控制一般；8% ～ 9%：血糖控制不理想；> 9%：血糖控制差。

第五节　糖化血浆白蛋白测定

血浆蛋白（主要是白蛋白）与葡萄糖发生非酶化的糖化反应而形成果糖胺（fructosamine，FA），其形成的量与血糖浓度相关。白蛋白在血液中浓度稳定，半衰期19d，故FA反映患者取血前2～3周血糖总水平，为糖尿病患者近期病情监测的指标。由于其测定周期较短，所以对糖尿病有较高的检出率，特别对监测妊娠糖尿病有重要意义。

【参考值】　1.7～2.8mmol/L。

第六节　胰岛B细胞功能检查

一、胰岛素释放试验

正常人空腹血浆胰岛素为35～145pmol/L，口服75g无水葡萄糖后，血浆胰岛素在30～60min上升到高峰，峰值为基础值的5～10倍，3～4h后恢复到基础水平。受血清中胰岛素抗体和外源性胰岛素干扰。反映基础和葡萄糖介导的胰岛素释放功能。

【正常值】　参考各实验室标准。

【临床意义】

（1）胰岛素分泌不足型：试验曲线呈低水平状态，表示胰岛功能衰竭或遭到严重破坏，体内胰岛素分泌绝对不足，见于1型糖尿病。

（2）胰岛素抵抗型（分泌增高型）：表现为空腹胰岛素水平正常或高于正常，刺激后曲线上升迟缓，高峰在 2h 或 3h。进食后胰岛素峰值明显高于正常。表明体内有胰岛素抵抗，以肥胖者居多。

（3）胰岛素释放障碍型：表现为胰岛素反应曲线迟缓上升，高峰后移，患者多为消瘦或 40 岁以上的中年人，用磺脲类药物治疗效果较好。

二、C 肽释放试验

胰岛素在酶的作用下，裂解为一个分子的胰岛素原和同样一个分子的连接肽即 C 肽，也就是说胰岛 B 细胞分泌几个胰岛素分子的同时也分泌几个 C 肽分子，它是从胰岛素原转化为胰岛素的副产品，没有胰岛素的生理作用。C 肽分子比胰岛素稳定，且在体内保存时间比较长，测定不受血清中胰岛素抗体和外源性胰岛素干扰。

【检测方法】 同胰岛素释放试验。

【参考值】 空腹（0.4±0.2）pmol/L。

【临床意义】 测定 C 肽的量就能反映胰岛素的水平。

三、胰岛 B 细胞自身抗体检查

是诊断 1 型糖尿病的重要依据。包括：①谷氨酸脱羧酶抗体（GADA）；②胰岛素抗体（IAA）检查；③胰岛细胞抗体（ICA）检查。

第七节 血脂测定

血中总胆固醇（TC）、三酰甘油（TG）和低密度脂蛋白胆固醇（LDL-C）增加，是糖尿病大血管病变的重要危险因素，而高密度脂蛋白胆固醇（HDL-C）则是动脉粥样硬化与冠心病的保护因子（"好"胆固醇）。因此，我们要了解我们体内有多少"坏"胆固醇和"好"胆固醇。

一、血清三酰甘油

三酯甘油（TG） 约占血清总脂的 1/4，由肝、脂肪组织及小肠合成，直接参与胆固醇和胆固醇酯的合成，是体内储能的一种主要形式，人体总热量的 1/5～1/4 由三酰甘油提供，同时可保护内脏，防止散热。

【标本采集】 空腹血 2ml，无需抗凝。

【正常值】 0.57～1.7mmol/L。

【临床意义】

（1）增高：见于动脉粥样硬化、肾病综合征、糖尿病、甲状腺功能减退症、胆道阻塞、急性胰腺炎等。

（2）减低：甲状腺功能减退症、严重肝衰竭等。

二、血清胆固醇

胆固醇（TC）分游离胆固醇和胆固醇酯两种形式，前者约占1/3。主要功能是构成生物膜，也是合成胆汁酸、维生素 D_3 的原料。

【标本采集】 素食3d后，采空腹血2ml，无需抗凝。

【正常值】 2.8～5.9mmol/L。

【临床意义】 增高见于动脉粥样硬化、肾病综合征、糖尿病、甲状腺功能减退症等。

三、低密度脂蛋白

低密度脂蛋白（LDL）是富含胆固醇的脂蛋白，是血清中携带胆固醇的主要颗粒，是胆固醇中致动脉粥样硬化的主要成分。

【标本采集】 采空腹血2ml，无需抗凝。

【正常值】 2.07～3.12mmol/L。

【临床意义】 是早期高脂血症的一个主要指标，也是降低胆固醇治疗中的主要目标。

四、高密度脂蛋白

高密度脂蛋白（HDL）是血液中密度最高、颗粒最小的一种脂蛋白，主要由肝脏和小肠合成。功能之一是运输内源性胆固醇至肝脏处理，故有抗动脉粥样硬化作用。

【标本采集】 采空腹血2ml，无需抗凝。

【正常值】＞1.0mmol/L。

【临床意义】 在体内结合多余的血脂，转运到体外，清除血液垃圾。由于体积小，能穿透动脉内膜，将沉积在其中的胆固醇清除出血管壁，并修复血管内皮破损细胞，恢复血管弹性，有"血管清道夫"之称，是冠心病的保护因子。

> 深度阅读

1. 惯用换算：

血浆葡萄糖 由 mg/dl 换算成 mmol/L × 常数 0.0555

由 mmol/L 换算成 mg/dl × 常数 18.02

如某人血糖 200mg/dl，200 × 0.0555 = 11.1（mmol/L）。

如某人血糖 7mmol/L，7 × 18.02 = 127.4（mmol/L）。

2. 胰岛分泌功能的计算

可用胰岛 B 细胞分泌指数（β）表示。

β = 20 × 空腹胰岛素（μU/ml）÷（空腹血糖 -3.5）

正常 50% ~ 100%；> 50% 以上为正常；40% ~ 50% 为轻度损害，可用双胍类药物治疗；30% ~ 40% 为中度损害，需用胰岛素治疗。

3. 胰岛素敏感性的计算

常用胰岛素抵抗指数（IR）表示。

IR = 空腹胰岛素（μU/ml）× 空腹血糖（mmol/L）÷ 22.5

正常 50% ~ 100%。血糖控制好的患者 IR < 2.8，IR 指数越大，敏感性越差。不用于非糖尿病患者胰岛素敏感性评估。> 50% 以上为正常；40% ~ 50% 为轻度损害，可用二甲双胍治疗；30% ~ 40% 为中度损害，需用胰岛素治疗。

4. 平均血糖（eAG）

eAG（mg/dl）= 28.49×HbA1c（糖化血红蛋白值）-45.36

eAG（mmol/L）= 1.59× HbA1c 糖化血红蛋白值 -2.59

平均血糖（eAG）的简便公式：

eAG（mmol/L）=糖化血红蛋白值+1.6 （常数）

比如：某人糖化血红蛋白值为 7%，eAG=7+1.6 = 8.6 mmol/L（155mg/dl）。

5. 通过糖化血红蛋白推测血糖

（1.72× 糖化血红蛋白值）-3.37。

第六章
2型糖尿病的诊断和鉴别诊断

第一节 诊断

糖尿病的分类和诊断标准随着研究的不断深入也在不断发生变化,目前的糖尿病分类无法充分涵盖病原学、发病机制等方面。现行的糖尿病诊断标准也不是最终版本,目前空腹血糖、OGTT仍然是诊断糖尿病的金标准。许多学者以至糖尿病诊断国际专家委员会提议将HbA1c作为糖尿病的诊断标准,因种种原因我国未能实施,但它被广泛用来作为糖尿病疗效观察、预后评估的重要参考指标之一,毕竟它在反映慢性血糖变化方面是无可替代的。

深度阅读

糖化血红蛋白(HbA1c)反映患者取血前8~12周血糖的总水平,准确,且重复性好,也能比较客观地反映血糖增高的状态。然而检测方法达30多种,国际上对此尚未完全统一,检测值在不同的仪器、试剂方法间所得的结果差异较大,临床实际测定方法复杂和价格相对昂贵。我国HbA1c正常人标准为6.5%以下。目前,我国没有把它作为糖尿病的诊断指标,主要障碍是全国糖化血红蛋白检测方法的标准化问题，以及缺乏准确的检测方法。困扰国际上采用 HbA1c 作为糖尿病诊断指标的最大的障碍是诊断的切点问题，到底是 6.0%、6.5% 还是 7.0%，哪一个最合适？在国际糖尿病联盟（IDF）20 届世界糖尿病大会上公布了新的糖尿病指南：1 型糖尿病 < 7.5%、2 型糖尿病单纯口服控制者为 6.0%（低的目标值）、口服降糖药治疗者为 6.5%、胰岛素治疗者为 7.0%（高的目标值）、老年糖尿病 < 7.5%（个性化分析，可以考虑）。目前，美国已经采用糖化血红蛋白（HbA1c）≥ 6.5% 作为糖尿病的诊断标准，因为一个由哈佛大学麻省总医院 David M.Nathan 教授为主席的国际专家委员会研究发现 HbA1c 6.5% 作为切点，是基于它与视网膜病变的相关性，在低于 6.5% 的人群中几乎没有人出现糖尿病视网膜病变，而高于 6.5% 的人群开始发生视网膜病变，且 HbA1c 越高，危险性越大。除了切点问题，还有一个是价格问题，血糖检测大约 1 美元，而 HbA1c 检测却需 5～10 美元。

但血红蛋白高低、红细胞新陈代谢及种族差异等均影响检测结果。慢性肾衰竭、频繁血透维持肾功能、慢性溶血性贫血、脾功能亢进、地中海性镰状红细胞贫血和白血病等患者因为红细胞寿命缩短，不能用糖化血红蛋白测定来诊断糖尿病。

一、糖尿病前期的诊断

糖尿病前期（pre-diabetes），也称作糖调节异常或糖调节受损

(impaired glucose regulation，IGR)，是处于正常与糖尿病之间的状态。此期血糖高于正常，但未达到糖尿病的诊断标准，可分为空腹血糖调节受损(impaired fasting glucose，IFG)和糖耐量减低(impaired glucose tolerance，IGT)两种类型。其诊断标准如下（表 6-1）：

表 6-1 糖尿病及其他类型高血糖的诊断标准

（WHO 糖尿病专家委员会报告，1999 年）

	空腹血糖 mmol/L		
	静脉血浆	静脉全血	毛细血管全血
糖尿病（DM）			
空腹和（或）	≥7.0	≥6.1	≥6.1
服糖后 2h	≥11.1	≥10.0	≥11.1
糖耐量减低（IGT）			
空腹（如有检测）和	<7.0	6.1	<6.1
服糖后 2h	7.8～11.0	6.7～9.9	7.8～11.0
空腹血糖调节受损（IFG）			
空腹	6.1～6.9*	5.6～6.0	5.6～6.0
服糖后 2h（如有检测）	<7.8	<6.7	<7.8

* 2003 年 11 月，国际糖尿病专家委员会建议将 IFG 的界限值修订为 5.6～6.9mmol/L。

（1）空腹血糖是指 8～10h 内无任何热量摄入；任意时间是指一天内的任何时间，与上一次进餐的时间及食物摄入量无关；OGTT 是指以 75g 无水葡萄糖为负荷量，溶于水内口服而做出的。

（2）在临床中，推荐采用葡萄糖氧化酶法测定静脉血浆葡萄糖，不主张测定血清葡萄糖和用全血或毛细血管血测定。如用全血测定，采血后应立即测定，以免久置血细胞利用葡萄糖。

（3）IFG 或 IGT 的诊断应根据 3 个月内两次 OGTT 结果的平均值来判断。

（4）急性感染、创伤或其他应激情况下会出现暂时血糖升高，不能依此诊断为糖尿病，应在应激消除后复查。

> **小 贴 士**
>
> 美国糖尿病协会（ADA）目前已经用"糖尿病危险增高类型"取代"糖尿病前期"名称，在原来糖尿病前期标准的基础上增加了 HbA1c5.7%~6.1% 的人群。

二、2 型糖尿病的诊断

血糖测定是诊断糖尿病的关键指标，但血糖受多种因素的影响，1913 年开始就与口服糖耐量试验相结合来诊断糖尿病。

（一）诊断线索

1. 患者出现多尿、口渴多饮、多食易饥、体重减轻"三多一少"的症状，或莫明其妙的出汗甚至偏汗、冷汗。

2. 以糖尿病的急性并发症和（或）伴发病为首诊的患者，如不明原因的脱水、酸中毒、休克、昏迷；久治不愈的感染，反复发作的皮肤疖、痈，下肢溃烂；阴部发痒，阳痿；高血压、冠心病、脑卒中；视物模糊、视力下降；四肢乏力，指尖突然麻木，不明原因的多汗等。

3. 有长期不良生活习惯者，如长期大吃大喝、暴饮暴食、晚餐过量或长期习惯吃夜宵；高强度的工作负荷和压力；经常失眠，睡眠质量不好；长期滥用激素、长期使用降压药物等。

4. 高危人群如高血压、高脂血症（尤其是高甘油三酯血症）、冠心病、肥胖尤其是腹型肥胖或超重者，年龄 > 45 岁、生产过巨大胎儿（体重 > 4kg）及低出生体重史者，有妊娠糖尿病史及糖尿病家族史者。

5. 以往的糖尿病筛查中曾有空腹血糖调节受损（IFG）和（或）糖耐量减低（IGT）者。

此外，健康体检人群、手术患者、年龄较大的住院患者均应常规做血糖检查以排除糖尿病。

（二）诊断标准

糖尿病的诊断主要是以血糖为依据，然而血糖高低变化是连续不断的，因此，糖尿病患者与非糖尿病者没有一个截然的分界线，这个线划在何处也就是血糖的标准怎么定，一直困扰着人们，标准定高了，会造成漏诊，使一些患者的病情被耽误；定低了会造成误诊导致误治，不仅造成医疗资源的浪费，也会造成身体的损害。因此，近 30 年来糖尿病的标准经历了多次修改。

我国目前采用的是国际上通用的世界卫生组织（WHO）糖尿病专家委员会提出的诊断标准（1999）（表 6-2）：

表 6-2　糖尿病的诊断标准

糖尿病症状 + 随机血浆葡萄糖	≥ 11.1mmol/L（200mg/dL）
或空腹血浆血糖（FPG）	≥ 7.0mmol/L（126mg/dL）
或 OGTT 试验，2hPG	≥ 11.1mmol/L（200mg/dL）

注:

(1) 糖尿病症状指急性或慢性糖、脂肪、蛋白质、代谢紊乱表现,主要指多尿、烦渴多饮和难以解释的体重减轻。需重复一次确认,诊断方能成立。

(2) 对于无临床症状,仅一次血糖值达到糖尿病的诊断标准者,需在不同一日再复查核实一次诊断才能成立。如复查结果未达到糖尿病的诊断标准,应定期复查。

第二节 鉴别诊断

一、其他原因引起的尿糖阳性

1. 食后糖尿

少数正常人在大量食入糖类后,由于吸收糖过快,血糖浓度迅速上升超过肾糖阈而发生尿糖,但一旦停止食入,尿糖很快转阴。

2. 肾性糖尿

所谓肾性糖尿是指患者空腹血糖、餐后 2h 血糖以及 OGTT 均正常而尿糖阳性。由于肾糖阈降低所致,如慢性肾炎、肾病综合征、家族性糖尿病等。

此外,内分泌疾病所致糖尿如甲状腺功能亢进症、神经性糖尿如脑血管意外、癫痫等;药物性糖尿如服用氨基比林、口服避孕药等尿糖阳性。

二、继发性糖尿病

空腹血糖调节受损(IFG)和糖耐量减低(IGT)的鉴别,

主要与下列疾病鉴别：①肝脏疾病；②慢性肾脏疾病；③应激状态；④内分泌疾病，如肢端肥大症、库欣综合征、嗜铬细胞瘤、甲状腺功能亢进症、胰岛 A 细胞瘤；⑤胰腺外分泌疾病，如胰腺炎。

第七章
2型糖尿病的治疗

第一节 概 述

糖尿病的发生、发展可分为四个阶段：第一阶段，由遗传因素所致的糖尿病易感性；第二阶段，出现胰岛素血症和（或）胰岛素抵抗；第三阶段，由正常糖耐量发展到糖耐量减低（IGT）；第四阶段，由IGT发展至临床糖尿病。

糖尿病是一种进行性加重的疾病，随着病程的延长，控制也越来越困难，因此决定了治疗的长期性和复杂性。

一、糖尿病前期的干预

糖尿病前期（诊断标准见表6-1）是指糖调节受损（IGR），它包括空腹血糖调节受损（IFG）、糖耐量减低（IGT），是介于正常血糖和糖尿病之间的中间状态，被认为是糖尿病的早期信号。因为不同的病理生理基础和临床特点，其进展为糖尿病的危险性不完全相同，其中以IGT的发生率最高。我国有1.48亿的糖尿病前期患者，是糖尿病的"后备军"。长期临床观察表明，IGT属可逆阶段,有 1/3 可发展为 2 型糖尿病、1/3 可维持现状、1/3 可转变为正常糖耐量,因此,预防 2 型糖尿病要从糖尿病前期开始,只有在这个阶段进行正规干预,会有相当一部分人情况逆转。

> **深度阅读**
>
> 美国糖尿病协会(ADA)2010 版《糖尿病标准化诊治指南(Standards of Medical Care in Diabetes)》在原来糖尿病前期类型的基础上,增加了 HbA1c5.7%~6.1% 的人群,将其命名为"糖尿病增高类型"。ADA 的治疗模式为:在 2 型糖尿病早期,生活方式干预+二甲双胍+胰岛素增敏剂,能减轻胰岛素抵抗,保护胰岛 B 细胞功能,降低血糖,延缓疾病进程。
>
> IFG 和 IGT 的病理生理存在差异:①胰岛素抵抗的位点不同:IFG 主要表现肝脏胰岛素抵抗,而肌肉抵抗较轻;IGT 基本病因是胰岛素抵抗,主要表现为肌肉胰岛素抵抗,肝脏胰岛素敏感性正常或轻度下降。②胰岛 B 细胞分泌功能受损形式不同:IFG 主要表现为胰岛素分泌早时相受损,而 IGT 则表现为胰岛素分泌的早、晚时相分泌受损均较重。

糖尿病前期的危害性在于它可发展为 2 型糖尿病,尤其存在心血管疾病的风险,因此,糖尿病前期及早干预是预防或延缓 2 型糖尿病与心血管疾病发生的重要措施。由于糖尿病前期人群多无临床症状,惟有进行血糖测定和口服葡萄糖耐量试验的筛查方可早期发现,尤其对于以下人群应重点进行:①肥胖者;②一级亲属有糖尿病者;③曾分娩婴儿体重>4kg 或曾诊断为妊娠糖尿病者;④高血压者;⑤血脂异常者;⑥在以往的筛查中有 IFG 或 IGT 者。如果筛查结果正常,还要定期跟踪检查。

处于糖尿病前期虽然是预防糖尿病发生的一个窗口,但并不是降糖治疗的指征,针对糖尿病前期的干预措施主要目的不是降糖,而是防止其进展到糖尿病状态,主要包括两方面:

(一)生活方式干预

包括改变不良的生活方式,加强体育锻炼,饮食控制。对于超重和肥胖尤其是腹型肥胖的人通过运动和饮食控制,使体重减轻,并尽可能达到正常标准体重。美国糖尿病预防计划(DPP)研究证实,糖耐量损害者经过强化生活方式干预,发生糖尿病的危险可降低 58%,我国大庆在研究糖耐量损害人群经过 6 年的生活方式干预后,与对照组比,糖尿病的发生率降低 51%。生活方式改变后,血脂下降等因素改变,使脂毒性得以解除,体重有所减轻,这对于胰岛 B 细胞负担的减轻、功能的恢复都有积极作用。生活方式的干预对遏制糖尿病前期发展为 2 型糖尿病效果良好,更重要的是费用低、花钱少。

(二)药物干预

如果运动和饮食控制"双管齐下"持续半年以上仍不能将血糖控制达标,就要进行药物干预,主要是单一的药物干预。

1. 空腹血糖调节受损(IFG)治疗以二甲双胍为主(0.25g,每日 3 次)。

2. 糖耐量受损治疗以加强运动和用胰岛素增敏剂为主,噻唑烷二酮类(吡格列酮片 15mg,每日 1 次)。

糖耐量减低要定期检查,还需要终身管理。

二、治疗原则和方法

(一) 治疗目的

治疗目的是纠正代谢紊乱、消除症状。把血糖、血脂、血压和血液黏稠度控制在满意的范围内；防止或延缓并发症的发生、发展，减轻并发症造成的失明、肢残、尿毒症和过早死亡，维持良好的健康和学习、劳动能力，提高患者的生活质量，延长寿命；全面控制2型糖尿病的危险因素以降低心血管和微血管病变的发生。

国际上提出"精细降糖，平稳达标"，血糖的控制是指对血糖总体水平达标和血糖波动性达标。严格的血糖控制，伴随着低血糖风险增高；血糖波动性增高，会加速血管内皮细胞的凋亡，促进血管并发症的发生与发展，并且容易发生低血糖，增高心脑血管疾病的死亡率。要从点（即时血糖）、线（空腹血糖和餐后血糖）、面（糖化血红蛋白）综合判断血糖的控制情况和进行全方位的衡量来判断疗效。糖尿病的控制目标如下（表7-1）。

表7-1 糖尿病的控制目标

指标		理想	尚可	差
空腹血糖	(mmol/L)	4.4~6.1	≤4.4~6.1	>7
HbA1c	(%)	<6.5	6.5~7.5	>7.5
血压	(mmHg)	<130/80	130/80~140/90	>140/90
体重指数	(kg/m^2)	男<25	男<27	男≥27
		女<24	女<26	女≥26

续表

指 标		理 想	尚 可	差
血总胆固醇	（mmol/L）	< 4.5	≥ 4.5	≥ 6.0
HDL-C	（mmol/L）	> 1.1	1.1～0.9	< 0.9
三酰甘油	（mmol/L）	< 1.5	< 2.2	≥ 2.2
LDL-C	（mmol/L）	< 3.0	2.5～4.4	> 4.0

（二）基本原则

2型糖尿病治疗方案的选择应基于已知的病因，纠正病理生理缺陷。胰岛素抵抗是糖尿病的核心病理生理缺陷，是2型糖尿病防治的重要靶点。

1. 保护和修复受损的胰岛B细胞

血糖升高的关键，第一是胰岛素绝对或相对减少，第二是胰岛素抵抗，因此，有效地保护和修复受损的胰岛细胞，使之不同程度地恢复功能，在此基础上使胰岛B细胞分泌出更多、质量更高的内源性胰岛素来，减轻高血糖毒素对全身血管和脏器的损害，从而阻断并发症的发生和发展。但不主张过度使用促胰岛素分泌的药物。

2. 疗效与安全，远期获益与费效比

由于缺乏病因治疗，强调早期、长期、积极及治疗个体化，应充分评估设立的血糖控制目标可能给患者带来的收益和风险，找准使患者收益最大、风险最小的切入点。

> **深度阅读**
>
> 降血糖不是越快越好，血糖的控制强调平稳、安全、有效。

某些情况下,过快过速的降糖可能会招致严重的后果。如快速的血糖下降使血液渗透压下降,血液中的水分向周围的组织转移,当眼球内组织水分增加就会出现视物模糊;脑组织靠血液中的葡萄糖供给能量,低血糖会使大脑营养供应不足,进而出现神经缺糖性损伤甚至出现脑细胞死亡;细胞外的钾离子转移到细胞内,引起低血钾,可导致心律失常。

控制血糖不是越严格越好,严格的控制可能利弊同存,会增加患者的费用支出和有严重的低血糖风险,特别对于较危重的糖尿病患者,会增加其低血糖事件的发生甚至有死亡的风险,因此,临床上不要求把糖尿病患者的血糖控制在完全正常的水平,尤其是老年人的血糖控制在"尚可"的水平就行了。

(三)治疗方法

人们在长期的抗糖斗争中,总结出了糖尿病教育、饮食治疗(医学营养治疗)、运动治疗、药物治疗以及糖尿病病情监测"五驾马车"的治疗模式,并且深刻地认识到:糖尿病教育是统帅,饮食(医学营养)治疗是基础,运动治疗是手段,药物治疗是关键,病情监测是保证。

小贴士

美国著名的糖尿病专家焦斯林(Joslin)在20世纪30年代把治疗糖尿病比作是驾驭一辆三匹马战车的所谓"三驾马车"治疗方案:这三匹马分别代表饮食治疗、胰岛素治疗(当时尚没有口服降糖药)和运动治疗。

1. 保护胰岛 B 细胞功能

保护措施为改善胰岛素抵抗、早期启动胰岛素治疗、合理选择胰岛素促泌剂、使用胰岛血糖素样肽-1（GLP-1）类似物和胰高血糖素样肽-4（DPP-4）抑制剂、长期理想地控制血糖。

2. 改善胰岛素的敏感性

由于胰岛素抵抗贯穿整个 2 型糖尿病的全过程，因此，改善胰岛素敏感性应贯穿于 2 型糖尿病治疗的始终。

3. 根据病理、生理、药理学机制选择药物

（1）病因是胰岛素抵抗，则选择胰岛素增敏剂；胰岛素缺乏则无需增敏剂。

（2）针对并发症并根据降糖药物作用的靶器官不同选药，如噻唑烷二酮类药物主要作用于脂肪和肌肉，磺脲类药物作用于胰腺。

> **小贴士**
>
> 我国学者在 Joslin "三驾马车" 的基础上通过实践又提出治疗糖尿病的 "五驾马车" 原则，与近年国际糖尿病联盟（IDF）把糖尿病治疗比喻一个人耍 "五个小球" 的治疗思路不谋而合。治疗的五个要点是糖尿病教育、医学营养治疗（MNT）、运动疗法、药物治疗和病情监测。我们把这五点比做 "五驾马车"，这五驾马车要环环相扣，缺一不可。

（3）联合用药

①胰岛素抵抗和胰岛素分泌不足，则增敏剂（如二甲双胍、罗格列酮）和促泌剂（瑞格列奈、优降糖）联合。

②"基础—餐时" 口服药的联合，类似于 "短效胰岛素＋中/

长效胰岛素"的联合。胰岛素增敏剂（代替基础胰岛素控制空腹血糖）+格列奈类药物（代替餐时胰岛素控制餐后血糖），可同时控制空腹（基础）血糖和餐后血糖。

③优势互补的联合，如：一种药针对胰岛素抵抗，另一种药针对胰岛素分泌受损；一种药控制基础血糖，另一种药控制餐后血糖；一种药比较贵，另一种药比较便宜。

4. 血糖、血压、血脂、血液黏稠度全面达标

从早从严全面控制心血管病危险因素，纠正脂代谢紊乱，控制高血压，抗血小板治疗，控制体重至达标。

5. 注意餐后高血糖的控制

除了控制空腹血糖，还要特别注意控制餐后血糖，控制了餐后高血糖更有利于 HbA1c 达标，血管内皮细胞的结构和功能会得到更好的保护，心血管并发症的死亡率下降。

6. 个体化治疗

每个患者都有各自的临床表现和特点，要根据患者的病程、体重指数、血糖水平、血糖变化、胰岛功能、血压、血脂、肝肾功能以及生活习惯（包括吸烟、饮酒）、是否有并发症、是否存在胰岛素抵抗和代谢综合征等情况制订治疗方案。

（1）肥胖 2 型糖尿病患者的治疗：此类患者多伴有高胰岛素血症及胰岛素抵抗，药物选择时要避用使体重增加的药，首选二甲双胍或阿卡波糖，血糖控制不佳者再加用胰岛素增敏剂和（或）磺脲类药物。

轻度肥胖：初治：二甲双胍。

控制不佳：二甲双胍+阿卡波糖。

仍控制不佳：二甲双胍＋阿卡波糖＋长效类磺脲类。

联合用药效仍控制不佳：长效胰岛素。

高度肥胖：初治：二甲双胍＋阿卡波糖。

控制不佳：二甲双胍＋阿卡波糖＋噻唑烷二酮

或 二甲双胍＋阿卡波糖＋长效磺脲类。

仍控制不佳：甘精胰岛素（每日1次））＋口服降糖药。

（2）非肥胖2型糖尿病患者的治疗：此类患者大多数胰岛素分泌不足。

初治：选择1～2种不同作用机制的药物控制血糖。

血糖控制不佳者：二甲双胍/阿卡波糖＋甘精胰岛素。

（3）病程长的2型糖尿病者的治疗：糖尿病病程达到5～10年者，单药治疗一般不能达到理想疗效，基本上都要进行联合治疗和更加严格的饮食控制、适当的运动、规律的生活。

小贴士

现在美国糖尿病教育家协会提倡"七驾马车"，增加了健康的心理和好的情绪，即教育、饮食、运动、治疗、监测、情绪、关爱。在漫漫的抗糖路上，驾驭马车的司机是糖尿病患者自己，而医护人员只是起到教练的作用。

血糖长期控制不良有很多原因：①饮食控制不好；②活动量少，每天进食的热量不能消耗，使血糖升高；③选用降糖药不合适；④随着病程延长，胰岛功能越来越差，应用一种药物时间过长，尤其是磺脲类药物，会发生继发性失效；⑤联合用药种类多，药物选择不当，血糖波动大。

治疗需测定胰岛功能，如果还有一定功能，先用胰岛素治疗，使胰岛 B 细胞得以休息，酌情改用口服降糖药：①控制空腹血糖：予噻唑烷二酮/二甲双胍/格列美脲，如空腹血糖仍不能达标，用甘精胰岛素，每日 1 次。②控制餐后血糖：二甲双胍/阿卡波糖/格列奈类，如剂量较大时仍不能达标者，改用短效胰岛素控制餐后血糖。③空腹、餐后血糖均高：联合 2～3 种不同降糖机制药物。④胰岛素抵抗、空腹血糖轻度升高：噻唑烷二酮类+双胍类/阿卡波糖。⑤餐后血糖明显升高：格列奈类+二甲双胍/阿卡波糖。⑥空腹血糖升高为主（胰岛有一定功能）：长效磺脲类+噻唑烷二酮。

7. 不要频繁换药

一般来说，药物发挥药效需要有效剂量和一定的时间，频繁换药不利于病情的观察，容易引起血糖波动，使血糖更加难以控制。

8. 防止医源性高胰岛素血症

这对减少心血管疾病和恶性肿瘤都有潜在益处。

经过严格正规的综合治疗，有可能出现 2 型糖尿病的"蜜月期"（蜜月期一般是指 1 型糖尿病在发病初期，经过胰岛素等治疗 1～2 个月以后，部分人进入典型的缓解期，维持不会超过 2 年）。

第二节　糖尿病教育

自 20 世纪 20 年代以来，胰岛素被发现并应用于临床，改变了千千万万糖尿病患者的命运，糖尿病急性并发症的死亡率显著降低。也是从那时起，糖尿病教育悄然兴起。糖尿病教育在西方国家尤其是美国开展得最早,美国著名的 Joslin 糖尿病中心创办人 Dr. Elliott P. Joslin 最早认识到糖尿病教育的重要性,指出:"那些对糖尿病知识了解最多的糖尿病患者,活得最长。"20 世纪 80 年代末,糖尿病教育思想开始传入我国。

1986 年,美国就成立了"糖尿病教育者认证机构",最近 ADA 还通过了"糖尿病自我控制教育国家标准"。美国的糖尿病教育分 3 个阶段:了解知识、改变行动、树立信念。

糖尿病是终身疾病,也是一种心身疾病,治疗上仅靠医生一方的努力是不够的。糖尿病教育的目的是促进糖尿病患者乃至所有的人学习,提高对治疗的依从性,让患者了解其危害性,正视自己的疾病,掌握糖尿病的有关知识,学会与糖尿病相处,增强对各种虚假药品、虚假疗效广告的识别能力和"免疫力",当好自己的保健医生。如果一个糖尿病患者不能很好地了解自己的病情,也不了解治疗的要求,不能与家属一同很好地配合医生治疗,是很难控制好自己的病情的。同样,也可能因为糖尿病,患者自身注重节制生活,反而更加长寿。

一、重要性

拿破仑·希尔在《成功学》中说:"一切缘于一个观念。"糖尿病健康教育是糖尿病成功治疗的前提和基础,是公认的治疗成败的关键,是每个糖尿病患者的必修课。良好的健康教育可充分调动患者的主观能动性。1965 年世界卫生组织曾就糖尿病防治提出"减轻因为糖尿病无知而付出的代价",可见糖尿病教育何其重要。患糖尿病不可怕，可怕的是无知。还有小部分糖尿病患者（甚至也包括很少一部分非专业的医生）对糖尿病知识了解得很少，还自以为是，放不下架子，也不去虚心学习，懵懵懂懂，要了面子，害了自己。特别是一些2型糖尿病患者，忽视了糖尿病的隐秘性、渐进性，并发症的多样性、多发性和严重性，早期因为症状很少，觉得无所谓，当出现了明显的症状，特别是有比较严重的并发症时，才意识到问题的严重性。很多患者头脑里一片空白，不知道自己的糖尿病怎么患的，到了什么程度，有没有并发症，该做什么检查，将来会向哪个方向发展，该吃药还是打针，该吃什么药等等，或是一无所知或是无所谓，或是惶惶不可终日，听信不良商贩的虚假宣传："中药治糖尿病无副作用"或"祖传秘方"、"轻松降糖"等，不仅白花了冤枉钱而且贻误了病情，使个人、家庭蒙受重大损失。

通过糖尿病的健康教育使高危人群能够不发展或少发展成糖尿病患者，减少发病率、致残率，降低死亡率。同时，要使广大"糖友"知道，糖尿病患者本身就是推进糖尿病预防这一健康工程的主力军，因为糖尿病有遗传倾向，其子孙后代皆是高危人群，任何一位"糖友"都不希望自己的子孙后代再患上糖尿病。如果所有的糖尿病患者都行动起来，变成糖尿病预防和教育的健康工程的主力军，那么将是国家之幸，民族之福！

二、目的

主要有两个：第一，是对有糖尿病倾向的重点人群通过教育能早预防、早发现、早诊断、早治疗、早获益；第二，是对糖尿病患者通过教育进行良好的生活干预,能加强自我管理,合理治疗,使血糖、血压、血脂、血液黏稠度得到长期控制,防止和减少并发症的发生,减少无知带来的伤害。通过接受糖尿病知识教育,会帮助患者调整心态,减轻心理负担,建立战胜疾病的信心,改变不良的生活方式进行合理的治疗,病情也往往容易控制。

三、对象和内容

(一)教育对象

所有的人都要接受教育,尤其是:①糖尿病患者特别是新诊断的糖尿病患者和糖尿病高危人群;②糖尿病防治专业人员(主要是培训)、医务人员(主要是继续医学教育)、公众(主要是糖尿病方面的卫生保健教育);③与患者生活在一起的家属。

(二)教育内容

1. 坦然接受,过好心理关

生老病死是生命的自然规律,每个人与之相遇的年龄、时间、地点、患病的种类与程度不同罢了。患上糖尿病只不过是人生遇到的一个挫折而已。一些人,一旦得知自己患了糖尿病一时难以接受,这也不难理解,但是既患之则安之,要正视和接受这个事实,与其失望不如希望,与其诅咒不如梦想,松弛紧张的精神,乐观向上,心态平和,既不能满不在乎,也不能过分关注。要知道,你没有鞋,还有人没有脚!当我们还抱怨天气酷热难耐的时候,是否想到还有人正为能看到明天的太阳而与病魔抗争呢?如果失去了太阳,就要去迎接月亮，相信明天一定是美好的！

要走出不以为然、掉以轻心、悲观失望、药物万能、矫枉过正的不良心理误区。

2. 积极面对，心态决定效果

糖尿病是一种终身疾病，虽然不能根治，但可以控制。在医生的指导下，进行心理治疗，采取转移注意力、释放心理压力等方法，走出心理误区。自我心理减压，可以通过音乐、跳舞、书画等形式陶冶情操，保持乐观情绪。善待他人、善待家人、善待自己。心理学家指出，感动、通达、助人等正面的情绪或行为能够提高人的免疫力；愤怒、沮丧、悲观、压抑、焦虑、打骂他人等负面情绪或行为会降低人的免疫力。乐观向上、稳定的情绪有利于维持患者内在环境的稳定，而焦虑情绪、精神紧张造成交感神经兴奋会引起一些应激激素如肾上腺素、去甲肾上腺素、肾上腺皮质激素及胰高血糖素的分泌，从而拮抗胰岛素，引起血糖升高，免疫功能下降，使病情加重。

患了糖尿病别患抑郁症，应在力所能及的情况下，助人为乐，自找乐趣。凡事从宽处想，对人不要要求太高，怀常人之心做凡人之事，以平和、宽容的心接人待物，要主动去寻找生活中的快乐。

痛苦是来自对自己的过分关注。可以参加糖尿病俱乐部的集体活动，与糖友推心置腹，一起话"疗"，获取先进的治疗经验，并肩携手，共抗糖魔，与人沟通时也会使自己获得快乐。

养成良好的生活习惯，注意晨练、午休、晚上散步。

努力工作，做出成绩，证明糖尿病患者照样可以跟正常人一样生活和工作。乐观豁达，是战胜糖尿病的有力武器。

3. 用知识改变命运

（1）学习糖尿病的基本知识并及时更新，知识可以改变命运。了解糖尿病的危害、诱发因素、诊断、检查和治疗控制要求，驾好糖尿病治疗中的"教育、运动、饮食、药物、监测"这五驾马车。了解营养治疗的具体措施和体育锻炼的具体要求；明确降血糖药物的注意事项，特别是药物剂量、饭前或饭后、主要副作用（如低血糖的简单处理）；做好眼睛、口腔、足部、皮肤的护理；学会胰岛素注射技术。

（2）增强对假冒药物的识别能力，增强对不良信息的抵抗力，不上当受骗，不花冤枉钱。一些人病急乱投医，不信科学信小广告，信祖传秘方，屡屡上当受骗。有些人是一时贪图小便宜，相信商家免费，其实世上没有免费的午餐，买的没有卖的精明。就拿免费测血糖来说，他之所以为你免费测血糖，其实是个圈套，其真实目的是为了推销他的药。有的是用两个血糖仪，你吃了他的药后测出来的结果会偏低，你认为他的药确实有效，又想去买；你不买他的药，测出来的结果偏高，觉得不吃他的药不放心。推销的药几乎都是"没有副作用的、轻松降糖的"中成药（其实都加了降糖的西药），因为这种药成本低，利润空间大。

其实只要懂得糖尿病不能根治，那些骗人的虚假广告，就动不了你的心，那些"专家、名人代言，患者现身说法"、"中国医科大研发的高科技产品"、"贵得有理由"、"纯中药"、"秘方"、"不忌口、放开嘴"、"网购、邮寄（现场不卖）"产品，也就骗不了你。

糖尿病的健康教育主要还是以糖尿病患者为主，与其他疾病不同，饮食和运动治疗都要由患者自己来完成。接受了良好的健康教育才会使糖尿病患者的治疗起到事半功倍的效果。学习糖尿病知识是战胜糖尿病的第一步。只有掌握了糖尿病的基本知识，才能很好地参与治疗，开展自我监测、自我管理。值得指出的是，糖尿病患者是不能自学成才的，要虚心拜专业医生为师。

饮食治疗是基础治疗之一，应根据医生的建议做好糖尿病饮食治疗，按照饮食处方进行调理。学会测定尿糖或正确使用便携式血糖仪，学会胰岛素注射技术。

4. 全社会都要关心

（1）糖尿病是影响人类健康的重大疾病，其有效防治有赖于全社会的力量。要使糖尿病的防治成为一种政府行为，在医保上给予政策倾斜，形成关爱糖尿病患者的学习、工作、生活氛围。政府要立法保障糖尿病患者就业、入学的权利，像美国企业招工涉嫌歧视是要受惩罚的。要善待糖尿病患者，歧视他人其实也是在歧视自己。

（2）患者在人生漫长的抗糖路上，真正医院治疗的时间是非常有限的，绝大多数时间还是和家人、朋友在一起，因此，家人和朋友对患者的影响和帮助是非常大的，要理解，要热心、细心、耐心、关心，体贴入微，精神上多加鼓励，生活上细心照顾，资金上尽力保证，千万不能让患者孤军作战。当患者病情得到控制时，要和患者一道分享快乐并给予鼓励。帮助患者选择健康、合理的饮食，安排适当、规律的体育运动，督促戒烟、戒酒。协助糖尿病患者密切观察治疗过程中的病情变化，督促按时服药、血糖监测、定期就医以及做好就医前的必要准备工作，掌握简单必要的临时处理方法，如低血糖的处理。

家属也要与糖尿病患者一道接受糖尿病教育，了解糖尿病的基本知识，以便配合医务人员的治疗。

第三节　糖尿病的饮食治疗

科学的饮食治疗是糖尿病综合治疗中最基础的治疗之一，无论何种类型，也不管病情轻重，不问是哪个阶段，都需要饮食控制，是"五驾马车"中重要的"驾辕之马"。只有做到合理饮食，营养摄入科学，才能与其他的治疗起协同作用，使血糖达标，遏制并发症的进展。

科学饮食是指向患者提供数量足够、营养均衡、比例恰当的食物，做到主副搭配、荤素搭配、科学烹调，保持每日总热量的平衡，满足患者对各种维生素和矿物质的正常生理需求。在"抗糖"的持久战中，制订科学的饮食方案至关重要，然而，在现实生活中要达到如此科学均衡的营养，也不是一件很容易的事，因此，专门的糖尿病营养配方食品应运而生，不过价格高，目前仅仅是少数经济条件允许的人可以采用，大多数人还是要做自己的营养医师。

糖尿病的饮食治疗，既适合于病情较轻的患者，作为单独治疗，也可配合其他的治疗。通过正规饮食治疗，改变原来引起或加重糖尿病的不良饮食习惯，在控制总热量的基础上，调整膳食结构合理化，要认识到吃粗粮（如谷物）比吃细粮（大米、面粉等）好，吃白肉（鸡、鱼等）比吃红肉（猪、牛）好，吃没腿（鱼）的比吃有腿（猪、牛等）的好。通过控制血糖达到控制糖尿病或延缓并发症的目的，更好地控制高血糖、高血脂、高血压、冠心病。

美国一个著名的 DPP 实验，证明采用饮食治疗可使糖尿病的危险降低 58%，而用二甲双胍治疗仅降低了 31%。

糖尿病的饮食治疗主要解决：吃什么？吃多少？怎么吃？要把稀里糊涂吃出来的糖尿病，"饿"回去。

饮食治疗不是饥饿疗法，饥饿疗法使自身物质被消耗，导致体重下降，引起代谢紊乱，久则机体营养失调，抵抗力降低，非但无益于病情控制，反而加重病情，同时也使患者的生活质量、幸福指数大大降低。科学的饮食是让患者从"少吃"或"随便吃"转为"会吃"。

我国最早提出了饮食疗法。公元 650 年唐代医家孙思邈明确指出糖尿病患者要忌面、米及水果等，比过去误认为最先知道用饮食治疗糖尿病的 John Rollo 早千余年。

一、目标

1. 通过平衡膳食，配合运动和药物治疗，减轻胰岛负担，把血糖、血脂、血压控制在理想范围。

2. 满足一般和特殊生理需要，保证充沛的精力，达到或维持理想体重。

3. 有利于糖尿病慢性并发症的预防。

二、原则

饮食治疗的原则是总量控制、营养均衡、少吃多餐、定时定量。在此基础上，选择患者所喜爱的食品，达到或维持理想体重。

1. 根据生理需要,合理分配三大营养物质热量。控制糖类总量,放宽对主食类食物的限制;限制蛋白质,选择优质蛋白质;饱和脂肪酸比例少于总能量的10%,远离高脂肪食物如肥肉、油炸食品等,多吃低脂、高蛋白、高纤维素类的食物。适量增加膳食纤维、矿物质、维生素的摄入。

2. 合理配餐,少食多餐,定时定量,以减少单次餐后胰岛B细胞的负担。

3. 饮食治疗宜个体化。在遵循一般饮食治疗的原则下,要根据个人饮食习惯、爱好、糖尿病类型、工作性质、生活方式、文化背景、宗教习俗、经济状况甚至社会地位、身体胖瘦、血糖控制及并发症情况等确定。

消瘦型患者要放宽每日摄入的总热量,适当增加饮食量,因消瘦导致的营养不良、免疫力低下比肥胖还可怕;对于肥胖和伴有胰岛素抵抗的患者,要改变生活方式,减少热量摄入,限脂、低盐和进行体育运动增加能量消耗。

4. 每日应摄入四大类食品,即谷薯类、菜果类、肉蛋类和油脂类。早、中、晚餐能量分配比例为25%、40%、35%。每餐都应有糖类、蛋白质、脂肪,做到主、副食搭配,营养均衡。采用胰岛素治疗者可在三餐之间加餐,但加餐不加量,加餐量从总量中扣除。

5. 初诊的糖尿病患者,在改变原来的饮食习惯时,要慢慢适应,逐步到位,不能采取偏食、禁食等强制措施影响患者情绪而降低生活质量,进而影响饮食治疗的实施。

6. 限盐、戒烟、忌酒。

三、方法

(一) 糖尿病患者需要的营养素

人体每天从食物中摄取的营养主要有七大类：糖类、蛋白质、脂肪、水、无机盐、维生素和膳食纤维。前3种能产生人体所需要的热量，故又称为生热营养素。糖尿病患者无需特殊的营养物质，但要求在满足身体能量正常需要的前提下，全面平衡各种营养成分，并控制总热量，以维持人体正常的生命活动。其中主食中的糖类（碳水化合物）是能量的主要来源，每天吃的糖类、脂肪、蛋白质（产热量）的比例为5:3:2。

1. 糖类（碳水化合物）

是各种不同类型糖的总称。因为所有的糖在化学上都是由碳原子和水分子组成，所以把所有的糖统称为碳水化合物。其参与新陈代谢，按其结构可分为：

（1）单糖：是最简单的碳水化合物，常见的有葡萄糖、果糖、半乳糖。味甜，食后可不经消化液作用直接被吸收，使血糖迅速升高。

（2）双糖：常见的有蔗糖、乳糖、麦芽糖等。易溶于水，食入后须分解为单糖方可被人体利用。有的人消化道缺乏分解乳糖的酶，食用乳糖后难以消化而出现腹胀、腹泻。

（3）多糖：由数百或数千个葡萄糖分子组成。常见于谷类、薯类、米饭、面粉、土豆等食物中。不易溶于水，不会使血糖急剧增加，并且体积大、饱感强，是身体热量的主要来源，是主要供能物质（主食）。

糖尿病患者糖类应占总热量的 50%～60%，主食控制在每天 150～400g。

2. 蛋白质

是一种含氮的高分子有机化合物，含丰富的氨基酸，是生命的物质基础。生长发育、新陈代谢和人体细胞每天的更新、修复都离不开蛋白质。肉、蛋、禽、奶、豆制品、坚果中所含氨基酸比例与人体蛋白质相似，称为"优质蛋白质"。蛋白质的一般需要量为每公斤体重 1.0g，占总热量的 15%～20%，其中优质蛋白质占 1/3 以上。有肾功能障碍者应限制蛋白质的摄入。

（1）动物蛋白：肉类、家禽类、牛奶及奶制品中蛋白质含量较高，并富含必需氨基酸，鱼类及海产品中蛋白质含量也较高，而胆固醇及不饱和脂肪酸含量较低。进食必须荤素搭配，只要血脂正常，每天吃 1 个鸡蛋或鸭蛋是可以的，动物蛋白质应占蛋白质总量的 40%～50%。

（2）植物蛋白：豆类（大豆除外）、谷物、蔬菜中也含有一定量的蛋白质，但脂肪含量很低，又含有大量纤维素，适宜于糖尿病患者。

3. 脂肪

是人体必需的营养素，是构成人体器官和组织的重要组成部分，是体内热能储备和供应的主要物质，产热量比糖类和蛋白质高两倍，摄入量过多会引起肥胖、高血脂等疾病，可能增加胰岛素抵抗，降低胰岛素敏感性，使血糖升高。糖尿病患者应严格限制脂肪摄入，宜每日每公斤体重 0.8g，占总热量的 20%～30%。

(1) 脂肪存在的方式:

① 看得见的脂肪:各种油脂、动物外皮。

② 看不见的脂肪:肉、禽、鱼、奶制品、蛋以及坚果类食物如花生、核桃及油炸食品、汉堡包等。

(2) 脂肪的来源:

① 动物脂肪:动物油和肥肉、乳及蛋类中含有少量脂肪。

② 植物脂肪:豆油、花生油、菜油和麻油等。

(3) 关于饱和脂肪酸与不饱和脂肪酸:

① 饱和脂肪酸:主要指动物脂肪,如猪油、黄油、蛋黄和肥肉等;某些植物油如棕榈油、可可油等也含有较高的饱和脂肪酸。饱和脂肪酸凝固点较低,摄入过多可导致血清胆固醇增高而引起动脉硬化症。

② 不饱和脂肪酸:主要存在于植物食品中,如植物油、开心果等。室温下呈液态,在体内有降低胆固醇的作用,应占脂肪总摄入量的 40% 以上。

4. 维生素

维护生命的要素,主要包括脂溶性维生素 A、D、E,多存在于油脂、奶制品、肉类、全谷制品、坚果类食品中;水溶性维生素 B、C 等。其中,B 族维生素在谷类、奶制品、肉类中存在,维生素 C 在水果、蔬菜中广泛存在。维生素虽然不能产生能量,却是参与体内代谢的主要物质,是机体正常生理功能的必要成分。糖尿病患者因代谢紊乱,需要多补充维生素。

5. 矿物质与微量元素

矿物质(也叫无机盐)与微量元素(是指占人体体重的万分之

一以下、每日需要量在 100mg 以下的元素）是人体必需的，但过量有害。宏量元素：钙、镁、钾、钠、磷、硫、氯 7 种元素含量较多，占矿物质的 60%～80%。微量元素如铁、铜、碘、锌、铬、硒等，都是代谢平衡中不可缺少的物质，铬、锌与胰岛素活性有很大关系，必须注意补充。人与地球一样，存在于地球表面的 90 多种元素均可在人体中找到。

6. 水

水是生命之源，是人体含量最多的成分，占体重的 1/4～1/2。失水引起循环及代谢障碍，当失水超过体重的 10%，可有生命危险。水可以调节身体的所有功能，调节体温，对食物的消化有润滑作用，只有让细胞喝足了水才能很好地进行新陈代谢，提高自身的抵抗力。水是良好的溶剂，有利于营养物质在体内的吸收和运输，稀释血糖和血液黏稠度，"冲洗"泌尿道并能及时排出体内的代谢产物。

> **深度阅读**
>
> 水是世界上最便宜、最安全、最有效的天然的保健品，健康是三分水补七分食补。吃出来的健康，喝出来的美丽。多喝凉白开，健康自然来。
>
> 治疗糖尿病，水尤显重要。糖尿病患者由于多尿，必然出现缺水，应当及时补足（糖尿病肾病除外），当然，糖尿病饮水也不是多多益善，而是要量出而入。糖尿病患者多饮水实际上是对体内失水的一种补充，有利于改善血液循环，消除酮体，是对人体失水的一种保护性反应。一般来说，糖尿病患者

餐后2小时血糖比较高，高血糖导致血浆渗透压升高，这时多饮水，可使血浆渗透压下降，相对来说有一定的降糖作用，否则，高血糖，加上缺水造成血液浓缩、血浆渗透压和血液黏稠度增高，加剧渗透性利尿而加重脱水，不利于血液中的废物排出。值得注意的是，糖尿病的多尿主要是渗透性利尿引起，继而血液黏稠度增加，由此一系列并发症随之而来，如冠心病、缺血性中风、慢性中毒或肾结石等。在上午9：00～11：00和下午15：00～17：00多喝水是比较适宜的，但每次不能喝太多，因为身体一次只能吸收200ml的水。此外，一项新的研究发现，餐前饮水有助于减轻体重，简单的道理就是它不含热量并能填满胃，从而使饥饿感减轻。

7. 膳食纤维

指食物中不易被消化的营养物质，通常指植物性食物中被胃肠道消化酶所不能分解的一种糖类。膳食纤维大部分是多糖，包括植物细胞壁、纤维素、木质素、果胶及树脂等以及细胞内的多种物质，不产生热量。根据其在水中的溶解性可分为：①可溶性纤维：包括果胶、豆胶、藻胶等，存在于植物的茎、叶、种子的外皮；②不可溶性纤维（木质素、纤维素、半纤维素）。

膳食纤维可以促进胃肠道蠕动，加快食物通过胃肠道的速度，减少在胃肠道吸收，延缓食物中糖、蛋白质及脂肪的吸收，有降低餐后血糖、减肥、通便的作用。还能增加饱腹感，降低胆固醇，防止动脉硬化。每日摄入量20～40g，蔬菜、粗粮、干豆类中含膳食纤维多，但是食入大量膳食纤维在延缓糖分吸收的同时，也阻碍了常量和微量元素的吸收，还会引起腹胀、消化不良等胃肠道反应，老年人可引起大便次数增多，甚至腹泻，需要注意。

(二) 食物交换份

1. 定义

食物交换份是将食物按其来源、所含营养成分比例分为6类，各类食物提供同等热卡（90kcal）的重量叫做1份，也就是说每份这些食品都提供90kcal热量，在同一类食品中可以随便交换使用。

等值食物交换见下表（表7-2）：

表7-2 等值食物交换表

分 类	可交换食物及重量（g）
谷 类	谷类米面、绿豆、红豆、通心粉、干粉条、干莲子（25）
	油条、油饼（20）
	苏打饼干、烧饼、馒头、烙饼、窝窝头、生面条（35）
	土豆（100）
	湿粉皮、凉粉（150）
	鲜玉米（带棒芯）（200）
肉蛋类	熟火腿、香肠（20）
	肥瘦猪肉（25）
	午餐肉、酱牛肉、扒鸡、酱鸭、无糖叉烧肉（35）
	瘦猪、牛、羊肉，带骨排骨，鸡、鸭、鹅肉（50）
	带骨兔肉（100）

续表

分　类	可交换食物及重量（g）
肉蛋类	鸡蛋、鸭蛋、松花蛋（60）
	草鱼、鲤鱼、鲫鱼、鲢鱼、带鱼、黄鱼、鳝鱼、甲鱼（80）
	对虾、青虾、鲜贝（80）
	水发海参（350）
豆奶类	腐竹（20）
	大豆、大豆粉（25）
	豆腐丝、豆腐干（50）
	北豆腐（100）
	南豆腐（150）
	豆浆（400）
	牛奶、羊奶（160）
	无糖酸奶（130）
	奶粉（20）
	脱脂奶粉（25）
蔬菜类	绿叶蔬菜、西葫芦、冬瓜、苦瓜、西红柿、黄瓜、茄子（500）
	绿豆芽、鲜菇、莴笋、水发海带（500）
	白萝卜、青椒、茭白、倭瓜、南瓜、丝瓜、菜花（400）
	鲜豇豆、扁豆、四季豆（300）
	胡萝卜（200）
	山药、荸荠、藕、芋头、百合（100）
	毛豆、鲜豆（70）

续表

分类	可交换食物及重量（g）
水果类	桃、梨、苹果、橘子、橙子、柚子、李子、杏子、葡萄（200）
	柿子、香蕉、鲜荔枝（150）
	草莓（300）
	西瓜（500）
油脂硬果类	花生油、豆油、玉米油、菜籽油、麻油、动物油、黄油（10）
	核桃、杏仁（25）
	西瓜籽（带壳）（40）

（1）1份各类生主食：包括：米、面粉、挂面、面条、高粱、玉米、燕麦、荞麦、各种干豆类、干莲子及干粉条等25g；油条、油饼20g；苏打饼干、馒头、烙饼、窝窝头、生面条35g；土豆100g、豆腐类约100g、带棒芯鲜玉米200g。

（2）1份生肉或鲜蛋类：各种畜瘦肉（牛、猪、羊等）50g，肥肉（牛、猪、羊等）25g，禽肉约70g；鱼虾类80～120g；鸡蛋、鸭蛋1个或者鹌鹑蛋6个。

（3）1份豆奶类：大豆、大豆粉25g，豆腐干（丝）50g，北豆腐100g、南豆腐150g、豆浆400g，奶粉20g，牛、羊奶160g。

（4）1份新鲜蔬菜类：各种绿色蔬菜、茄子、西红柿、菜花、黄瓜、丝瓜、苦瓜、冬瓜等500g；柿子椒、扁豆、洋葱、蒜薹、胡萝卜等200～350g；毛豆、鲜豌豆和各种根茎类蔬菜100g。

有些蔬菜含热量少，可忽略不计，可少量选用，如：青菜、鸡毛菜、小白菜、大白菜、芹菜、菠菜、卷心菜、生菜、韭菜、马兰头、黄芽菜、茴香菜、莴笋、紫菜薹、菜瓜、青椒、小红萝卜、茭白、滨瓜等。

（5）1份新鲜水果类：各种水果约200g，草莓300g，西瓜500g。

（6）1份油脂类：约10g。

1份坚果类：15g花生米或核桃仁；25g葵花籽、南瓜籽；40g西瓜籽。

简单地说，半两粮、一斤菜、一个蛋、一杯奶、四片面包基本上是一个食品交换份。

这里提供的一般食物交换份比较粗略，但基本上可以满足糖尿病患者在日常生活中的使用。

2. 使用

食物交换份能提供90kcal热能的各种食物的重量，在每天的饮食中自由调换，既能使我们的热量摄取不会过多或不足，也可最大限度地享受生活的乐趣。使用方法如下：

（1）估算自己每天的总热卡量（多数成人每天的所需热卡量为1 500～2 000kcal）。

（2）将热卡总量除以90，计算出自己每天吃多少份食物，一般需16～22份。

（3）在上述6类食物中选择自己当天想吃的品种。在使用食物交换份时，最好在同类食物中进行交换，也就是粮食换粮食，肉类换肉类，蔬菜换蔬菜，以保证食物的均衡。

（4）当然，因为每种食物所提供的热量都是90kcal，不同种类食物互换也是可以的。

(三)血糖生成指数和血糖负荷

1. 血糖生成指数(GI)

20世纪70年代,美国斯坦福医学专家发现食品的物理性质和状态对淀粉的分解速度影响很大。1981年加拿大多伦多大学Jenkins等专家提出了GI概念,是用来描述不同食物升糖能力的指标。通常把葡萄糖的GI规定为100,GI＞70的食物被认为是高GI食物,GI＜55的食物被认为是低GI食物,介于70和55之间的食物为中GI食物,GI越高,表明食物升高血糖的速度越快。

(1)影响食物GI的因素:

① 食物的种类:豆类＜谷类,大麦＜小麦,苹果＜菠萝。

② 食物物理特性:淀粉颗粒越大,GI值越低。米饭冷后,GI值变低。

③ 膳食纤维含量:越高,则GI越低。

④ 直链淀粉含量:越高,GI值越低。

⑤ 淀粉的糊化程度:越低,消化率越低。

⑥ 加工烹调方法:加工时间越长,温度越高,GI越高。

(2)糖尿病患者如何根据GI选择合理饮食:

① 尽量选择低、中GI的食物,粗粉馒头、黑米饭、窝窝头等。

② 食用高GI食物时,若想控制血糖,首先,可以改变烹调方法。把高GI和低GI的食物一起做,如玉米面、黄豆面与白面混合制成窝窝头或丝糕,不是特别需要,不要长时间将食物煮得太软甚至泥样,"粗"粮不要细做。其次,不同的GI食物同时进餐。

2. 血糖负荷(glucose load,GL)

餐后血糖水平除了与糖类的GI高低有关外,还与食物中所含糖类的总量有关，如南瓜的 GI 为 75，属于高 GI 食物，但 100g 南瓜中仅含 5g 糖类，食用平常量的南瓜后并不会引起血糖大幅度的变化。于是，1997 年美国哈佛大学 Saimer ón 等提出了一个新的概念，即血糖负荷（GL），实质是对总体食物或膳食模式升高血糖的定量方法，计算公式为：

$$GL = GI \times 糖类含量（g）/100$$

通常，GL ≤ 10 的食物称为低 GL 食物，而 GL ≥ 20 的食物为高 GL 食物，两者之间的则属于中 GL 食物。长期食用高 GL 食物的人群易罹患 2 型糖尿病、心血管病，也是某些癌症的独立危险因素。

将 GI 和 GL 的概念纳入糖尿病饮食的食物交换系统中，为指导糖尿病患者进行有效的饮食治疗提供一种更科学的方法。

（四）糖尿病患者每日所需热量

糖尿病患者每日所需的热量主要是根据患者的体形、劳动强度（表 7-3）来定，其次参考患者的性别、年龄、妊娠、哺乳、基础疾病等情况。

表 7-3　糖尿病患者不同体重、体力活动每日每公斤体重应摄取的热量

（单位：kcal）

体重	卧床	轻体力	中体力	重体力
消瘦	20～25	35	40	45～50
中等	15～20	20	35	40
肥胖	15	20～25	30	35

男性比女性每天所需热量要高约 5%，一般，每公斤体重需要

热量（kcal）为：青少年＞中年人＞老年人，每公斤体重每日各高5%～10%。而不同的体力劳动者每天消耗能量也不同，轻体力劳动者每公斤体重每日消耗30～35kcal热量；中等体力劳动者每公斤体重每日消耗35～40kcal热量；重体力劳动者每公斤体重每天需40kcal以上热量。孕妇、乳母、营养不良及消耗性疾病者应酌情增加，肥胖者酌减。

一般来讲，对于一个体重和劳动强度中等的患者每日每公斤体重摄取总热量为35 kcal，在此基础上如果是重体力劳动、消瘦者每项酌情每公斤体重增加5 kcal，如果是轻体力、肥胖、卧床每项每公斤体重减少5 kcal，50岁以上，年龄每增加10岁，总热量还要酌减10%左右。然后实施一段时间后，进一步进行必要的调整。血糖过高不等于体内糖过量，只不过是体内糖的代谢出现异常而已，控制饮食是在保证人体获得基本热量的膳食基础上进行，如果饮食控制，血糖还不能控制，那就要药物控制，否则一味控制饮食就会造成营养不良。

（五）糖尿病患者饮食的计算

糖尿病饮食治疗的重要原则就是控制每日的总热量，以维持标准体重为目标，糖尿病饮食是一种计量饮食。

1. 计算每日总热量

糖尿病患者总热量的确定主要取决于性别、年龄、标准体重、劳动强度，通常是按体重和体力活动情况来估算。

（1）按标准体重估算。按照Broca法：标准体重（kg）＝身高（cm）－105。理想体重浮动于标准体重的±10%，超过10%为超重，超过20%为肥胖，低于10%为过轻，低于20%为消瘦。

（2）根据患者的劳动强度、体形，根据表7-1，查出每日每公斤体重所需热量。

2. 计算三大营养素所占热量

任何一种食物无法含有所有的营养素，只有通过多种食物混合才能达到营养齐全，要合理安排饮食中糖、脂肪、蛋白质三大营养素的比例。既要达到治病的目的，又要满足人体的生理需要。目前，美国糖尿病协会（ADA）主张：糖尿病患者饮食中糖类应占总热量的55%～60%；蛋白质摄入量不应超过每日总热量的15%，以每日每公斤体重0.8～1.2g为宜，发育期的青少年及孕妇、乳母或特殊职业者及其他合并症的患者可酌加至1.5g左右；每日脂肪摄入总量不能超过总热量的30%，以每日每公斤体重0.6～1g为好。

注意，不可忽视微量元素的作用，由于糖尿病患者食物谱的种类受到限制，往往导致微量元素摄入不足。

三大营养物质的量：每克糖类和蛋白质分别产热约4kcal；每克脂肪产热约9kcal。

糖类（g）＝（每日总热量×60%）/4。

蛋白质（g）＝（每日总热量×20%）/4。

脂肪（g）＝（每日总热量×20%）/9。

3. 总热量的分配

计算出患者每天所需的总热量后，再将热量分配至各餐的饮食当中去。根据患者不同的饮食习惯、工作性质、空腹和餐后血糖等情况，在保证总热量和三大营养素的前提下，根据食品交换份的原则制订一天的食谱。保证早餐，适量午餐，控制晚餐，谷物为主，蔬菜足量，肉类适量。饮食个体化，食品多样化。

4. 糖尿病患者食物的选择

在总热量控制、均衡营养的基础上，食物选择遵行三条原则：①什么都能吃；②什么都不能多吃；③特别是含糖多的食物不要吃或者少吃，如果吃了主食就要少吃。

(1) 食物的种类：按照其来源及营养成分的不同分为4大类（谷薯类、菜果类、肉蛋类、油脂类）8小类（谷薯类、蔬菜类、水果类、大豆类、奶制品类、肉蛋类、硬果类、油脂类）。

(2) 不同热量糖尿病饮食的内容（表7-4）：糖尿病患者最好要备有专用食具，自己测量每种食物如米、油、肉、盐的体积和分量，以便掌握饮食的量。

5. 糖尿病患者食谱的制订

糖尿病患者的食谱可以通过下面的例子来计算和设计：

女性，55岁，2型糖尿病患者，身高165cm，体重58kg，轻体力劳动，空腹血糖7.5mmol/L，血脂正常。

(1) 总热量：按标准体重计算。

标准体重 = 165 － 105 = 60（kg）。

60 － 58 = 2（kg），2÷60 = 3.3%，与标准体重相比为正常体形。

总能量 = 60×30 = 1 800（kcal）。

(2) 计算食物重量：确定产热营养素所占比例，并计算其重量。

糖类：1 800×60%÷4 = 270（g）。

蛋白质：1 800×20%÷4 = 90（g）。

脂肪：1 800×20%÷9 = 40（g）。

(3) 确定比例：确定餐次分配比，并计算每餐营养素量。

表 7-4 不同热量糖尿病饮食的内容

热量 (kcal)	食品 交换份	谷薯类 重量(g)	谷薯类 交换份	菜果类 重量(g)	菜果类 交换份	肉蛋豆类 重量(g)	肉蛋豆类 交换份	浆乳类 重量(g)	浆乳类 交换份	油脂类 重量(g)	油脂类 交换份
1 200	14	150	6	500	1	150	3	250	1.5	20	2
1 400	16	200	8	500	1	150	3	250	1.5	20	2
1 600	18	250	10	500	1	150	3	250	1.5	20	2
1 800	20	300	12	500	1	150	3	250	1.5	20	2
2 000	22	350	14	500	1	150	3	250	1.5	20	2
2 200	24	400	16	500	1	150	3	250	1.5	20	2

早餐能量：1 800×25% = 450（kcal）。

早餐糖类：270×25% = 67.5（g）。

早餐蛋白质：90×25% = 22.5（g）。

早餐脂肪：40×25% = 10（g）。

中、晚餐能量计算方法同上。

（4）计算食品交换份数：据计算，该患者可食用20个食品交换份的食物。

（5）食物的选择：根据个人喜好，按食品交换的原则：同类等热量可以交换，选出每天不同食谱。

早餐：馒头（标准粉50g）、鲜牛奶1袋（160g）、1个鸡蛋。

中餐：米饭100g、肉片烧白菜（肉片80g、白菜200g、烹调油10g），加餐，梨100g。

晚餐：米饭100g、清蒸鲤鱼（125g）、丝瓜汤（丝瓜250g、豆油10g），加餐，橙子100g。

用这种方法制订食谱，既简单、方便，又可控制热量，既做到均衡膳食，也能吃到丰富多样的食物。糖尿病患者不同热卡值饮食分配如下（表7-5）。

表7-5 糖尿病患者不同热卡值饮食分配

餐次	食物	1 200	1 400	1 600	1 800	2 000	2 200
早餐	谷物	1.5	1.5	2.5	3	3.5	3.5
	乳类	1					

续表

中餐	谷类	2.5	3	3.5	4.5	5	6
	肉类	1.5	2				
	蔬菜类	0.5					
	油脂	1					
晚餐	谷类	2.5	3	3.5	4	4.5	4.5
	肉类				1.5		2
	蔬菜类	0.5					
	油脂类	0.5	1				
零食	水果类	1					
总交换单位		14	16	18	20	22	24

（6）糖尿病食谱制订注意事项：

① 称重饮食要求对各种食物（包括主、副、蔬菜等）均应在烹调前去除根、皮、骨等不能食用部分称重，再加工，然后烹调。糖尿病患者最好是配备一杆电子秤或数码配餐秤，对食物进行称重，以便对自己的饮食和总热量有比较详细的了解。

② 烹调中不能加糖，葱、蒜、姜等调料不受限。

③ 食用土豆、红薯等应减少主食用量。

④ 限制高脂肪、高胆固醇食物。

⑤ 每日主食不能少于150g。

6. 糖尿病患者饮食的安排

如果糖尿病患者在其他方面不变的情况下，按照正常的一日三餐血糖仍控制不满意，可以试用把一天的食量改成少量多餐的方法，尤其对于餐后高血糖的患者更合适，这样不至于使餐后胰岛负担过重，既可以避免餐后血糖升得太高，也可以避免药物作用高峰时出现低血糖。多餐可能使一部分患者一时难以适应，有时有饥饿感。食量分配上可以在正常三餐少进食一点，留出一些作为加餐用，加餐用水果、鸡蛋、豆制品等对血糖影响较小的副食品取代。要注意，晚上多吃易发胖。

糖尿病的饮食计算非常复杂而繁琐，进食的种类又多又繁，患者难以理解也难记忆，对于老糖友来说，也许不是很难，但是对于新糖友，特别是农村的老年糖尿病患者尤其难以理解，这也不敢吃那也不敢碰，不知所措，当然就更难以遵循和坚持了，怎么办？可参考下面三位专家介绍的食谱：

（1）上海华东医院营养科陈霞飞医师推荐的 2 型糖尿病患者一日食谱：

早餐：低脂牛奶 1 杯、煮蛋 1 只、花卷 2 只（燕麦、面粉各 50g）、黄瓜 150 克。

午餐：菜肉大馄饨 20 只（大馄饨皮 20 张、鸡毛菜 150g、肉末 50g）、香菜拌豆腐丝（各 50g）、麻油少许。

晚餐：香菇蒸鸡（香菇 2 只、鸡 100g）、木耳菜 200g、番茄冬瓜汤（番茄 50g、冬瓜 100g）、荞麦米饭一小碗。

适用对象：中等身材、体重正常、从事轻体力劳动成年男性或一般体力劳动成年女性糖尿病患者。

每日营养素：蛋白质 70～80g，脂肪 50～60g，糖类 260～300g。总热量 1 800～2 000 kcal。全日烹调油 2 匙、盐 6g。

这种方法是指一般老年糖尿病患者病情、并发症、身体状况等均一般的情况下而言，不能一概而论。

（2）苏州市立医院茅丹医生总结了每日按"一、二、三、四、五、六、七"安排：

一杯牛奶或豆浆：牛奶200～250ml，营养齐全、均衡，又可预防中老年骨质疏松，也可用酸奶代替；豆浆300ml，含有丰富的不饱和脂肪酸，还有软化血管功能。

二两饭一餐：包括大米、谷物、麦片、荞麦及各种面食等，有粗有细、不甜不咸。

三两荤菜：包括肉、蛋、禽、鱼、虾，外加一两豆制品。吃四条腿的（如猪、牛肉）不如吃两条腿的（如鸡、鸭肉），吃两条腿的不如吃没有腿的（如鱼虾）。也就是吃猪肉不如吃鸡，吃鸡不如吃鱼。

四钱油：15g左右，不要多于30g（半两，3汤匙），控制动物油，多用植物油。

五百克蔬菜＋适量水果：蔬菜增加饱腹感。

六克盐。

七杯水：白开水、矿泉水、淡茶皆可（糖尿病患者不要限水）。

（3）北京协和医院于康教授制作的糖尿病患者一周食谱（表7-6）：

表 7-6 糖尿病患者一周食谱

	早餐	中餐	晚餐
星期一	鲜牛奶 1 袋 煮鸡蛋 1 个 咸面包 2 片	肉片鲜蘑炒黄瓜 香菇菜心 椒盐圆白菜丝 米饭 100g（2 两）	芙蓉鸡片银耳 虾皮西葫芦 凉拌菠菜 玉米面小窝头 100g（2 两）
星期二	鲜豆浆 1 碗（300ml） 茶叶蛋 1 个 馒头 50g（1 两）	清蒸平鱼 姜汁扁豆 小白菜汤 花卷 100g（2 两）	包子 100g（2 两） （猪肉三鲜馅） 西红柿菜花 清炒苦瓜
星期三	鲜牛奶 1 袋 咸鸡蛋 1 个 馒头 50g（1 两）	清炒鸡丁柿椒 红烧魔芋 蒜茸荷兰豆 米饭 100g（2 两）	芫爆里脊丝 素炒蒿子杆 糖拌西红柿（甜味剂） 千层饼 100g（2 两）
星期四	小米粥（25g 小米） 无糖点心 25g（半两） 拌松花蛋 1 个	炒鳝鱼丝 素炒木耳菜 醋溜圆白菜 米饭 100g（2 两）	清炖鸡块冬瓜 海米炒苋菜 凉拌莴笋丝 玉米面发糕 100g（2 两）
星期五	鲜豆浆 1 碗 蒸鸡蛋羹 1 个 全麦面包 50g（1 两）	炒锅小排骨 清炒小白菜 鸡汁香菇 凉面 100g（2 两）	红烧黄花鱼 素炒空心菜 小葱拌豆腐 米饭 100g（2 两）

续表

	早餐	中餐	晚餐
星期六	鲜牛奶1袋 煮鸡蛋1个 小烧饼50g（1两）	水饺100g（2两） 葱花烧豆腐 海米拌芹菜	葱椒鸡片 醋烹豆芽 炝拌菠菜 米饭100g（2两）
星期天	白米粥1碗（白米1两） 鸭蛋1个 拌芹菜腐竹	清炒鸡丝笋丝 西红柿炒蛋 凉拌苦瓜 米饭100g（2两）	红烧鸭块 扒油菜心 生拌茄丝 麻酱咸花卷100g（2两）

（每日供应热量约1 800 kcal）

看看上面几位专家推荐的食谱，就知道了大体上哪些东西能吃，比较容易执行。

重点小结：糖尿病患者简易的饮食方法：体重、营养状况、劳动强度等情况均为中等的人，按一天吃20个食物交换份计算。然后，按照肥胖、轻体力劳动、妇女、老人每项减少1个食物交换份；反之，若是消瘦、重体力劳动、青壮年每项增加1个食物交换份，一般在14～24中选择。实践一段时间后，再酌情调整到满意为止。

7. 烹调方法

烹调方法不同，食后血糖升高的速度不一样，食物做得越稀、越烂，消化吸收越快，血糖就越高。例如，同是2两大米，做成干饭和稀饭对血糖影响就不同，后者影响要大一些，因为稀饭的制作过程是米粒在热量和水分的作用下膨胀，使包裹米粒外层的包膜破裂，淀粉转化为葡萄糖，进入胃肠道容易被吸收，血糖升高快，所以有的人就说，糖尿病患者不能吃稀饭，吃稀饭如同喝糖水一样。但这是不科学的，其实稀饭是个好食品，它既能补充水分又容易饱腹，很受糖尿病患者欢迎，只不过是要注意喝粥宜干不宜稀，要配上大量蔬菜干稀搭配，控制进食量，尽量选择杂粮粥，喝粥前先吃点主食。

最为适合糖尿病患者的烹饪方法是氽、涮、焖、烧、蒸、熬、煮、炖、拌、炒。其中每一种方法中又有许多不同的技巧，例如蒸菜中又有：清蒸、粉蒸、旱蒸、糟蒸、酿蒸、扣蒸、包蒸、炸蒸、炖蒸、膏蒸、溜蒸，可以根据各人的爱好选择。同时还可以采用高科技的烹饪器具如不粘锅的无油烹饪法（不粘锅里依靠食物里自带的油脂即可烹饪）。

蔬菜应吃新鲜的，多吃红黄绿白黑。红：西红柿；黄：胡萝卜、老玉米、南瓜；绿：绿菜；白：燕麦片；黑：黑木耳。不能久存于冰箱，不要反复热剩菜。绿叶蔬菜要注意：现买现吃，保持新鲜；先洗后切，保证维生素C不随切口随水流失；急火快炒不使维生素C加热过久被破坏；淀粉勾芡可助鲜嫩，且有保护维生素C的作用；不要加醋，以免在酸性环境下破坏叶绿素和使菜叶变黄；焯水可去异味。

8.估算进食种类、重量

糖尿病饮食是计量饮食，从理论上讲，要根据人体需要计算出各种所需要营养物质和热量的值，但是，实行起来难度相当大，因此，要求患者对每天所进食物的种类、重量有一个比较准确的估算，尽可能地将每天所摄入的营养素接近理想值。患者可以通过反复摸索积累经验，可以计算出一周的主、副食等食品的量，称出总重量，然后在一周中均匀食用。

9. 新糖友如何应对饮食饥饿感

饥饿是糖尿病的一种症状,进食量减少,胃肠道会不适应,但适应几天后饥饿感会慢慢减轻。肥胖的人脂肪细胞多,但脂肪细胞对胰岛素不敏感,可选择粗杂粮代替精细粮,多吃低热量、高容积的食品,多吃蔬菜等富含膳食纤维的食物,可以延长胃排空时间,增加饱腹感,耐饥饿时间长。吃饭前先喝一碗汤,吃一些蔬菜,然后再吃米饭、面条(煮熟后稍放置一段时间,其体积会增加,有更强的饱腹感),少吃多餐,可将正餐的主食分出 1/4 的量作为加餐。将口味变淡也会降低食欲。

四、治疗中的一些问题

(一)主食

1. 糙米

糙米是稻谷去掉外层粗壳后的大米,由皮层、糊粉层、胚乳和胚芽四部分组成。维生素主要集中在糙米的皮层、糊粉层和胚芽中,经过精加工后,大部分维生素都随米糠而损失,尤其是维生素 B_1 损失更大。糙米的最大特点是含有胚芽,可以改善胃肠功能,净化血液,还有降低胆固醇、保护心脏的作用。

2. 小麦

小麦是我国北方人的主食,慢慢地也成为南方人主食的一部分,富含糖类、脂肪、膳食纤维及钙、磷、铁等矿物质。古人认为,小麦可以养心、益肾、活血、健脾。围绝经期妇女食用未经精制的小麦，还能缓解围绝经期综合征。

3. 玉米

东北称苞米，河北叫棒子，山西叫玉茭，湖南一些地方叫苞谷。玉米中除含淀粉外，还有蛋白质、脂肪、纤维素、矿物质及维生素。所含脂肪酸为不饱和脂肪酸。除可供食用外，还有止血、利尿、利胆、降压等功能。研究还发现玉米中含有一种长寿因子，有嫩滑皮肤、延缓皱纹、抗老防衰的作用，也是抗眼睛老化的极佳食品，适合糖尿病患者食用。

4. 红薯

红薯（又称甘薯、地瓜、白薯、番薯、山芋、红苕），味道甜美，营养丰富，富含淀粉和人体必须的铁、钙等矿物质，其中氨基酸、维生素 A、维生素 B、维生素 C 及纤维素的含量都高于大米与白面，是营养全面的食品，有的地方将其作为主食。有研究发现其可保持皮肤细腻，维护动脉血管弹性，防止动脉硬化，还可益寿、防癌，但由于其中的淀粉、糖含量较高（23.1%），易出现餐后血糖升高情况，不宜多吃或尽量少吃，要吃可与主食进行交换，每吃 100g 红薯就要少吃 25g 粮食。

5. 小米

小米又称粟米，通称谷子。谷子去壳即为小米。《本草纲目》中记录，小米治反胃热痢，煮粥食用可益丹田，补虚损，开肠胃。它含有一种一般食物中没有的胡萝卜素，维生素 B_1 的含量位居粮食之首。脾胃虚热、反胃呕吐的糖尿病患者食之较好。

6. 荞麦

荞麦营养价值为谷类之最，《本草纲目》记载其根、茎、叶、籽全身均可入药。性甘、凉，能开胃宽肠、下气消积。可作为心脑血管糖尿病患者的主食。荞麦的膳食纤维含量是大米的 2 倍，其中的芦丁能降低胆固醇，因此，对预防结肠癌、冠心病、肥胖症具有重要的作用。

（二）杂粮

一般是指除水稻、小麦、玉米、大豆和薯类五大作物之外的粮豆作物。

1. 燕麦

燕麦具有抑制胆固醇的作用。在谷物中裸燕麦的蛋白质和脂肪含量均居首位，尤其是含有人体必需的 8 种氨基酸。由于其含有水溶性纤维，可令饭后血糖上升平缓，有助于降低血糖和减肥。

2. 绿豆

含热量不高，膳食纤维不少，并含有能够迅速被吸收的蛋白质，具有清热解毒、祛热解暑、明目、降压、利水之功效，是一种很好的适合糖尿病患者的食品，尤其暑热、水肿、泻痢的糖尿病患者食用较好。但不会把糖尿病"吃回去"，相反，浓的绿豆汤喝后升糖速度快，不宜多喝。

（三）水果

水果中有丰富的维生素、矿物质和可溶性纤维（果胶）等营养成分，果胶能降低葡萄糖吸收的速率和减少脂肪的吸收，故有降脂、降糖的作用。水果色、香、味俱佳，是一种美味佳肴，吃水果也是人生一大享受，但它含有较高的果糖和少量的葡萄糖及蔗糖（例如西瓜含糖量为 4.2%；桃子、梨、枇杷为 8%～10%；苹果、甜橙、柑橘为

11%～13%；香蕉、柿子、荔枝为14%～16%；枣、甘蔗、红果约20%），果糖在代谢时不需要胰岛素参与，但单糖吸收快，糖尿病患者可以吃，但尽量在血糖较高时少吃或不吃含糖量较高和升糖指数高的水果。糖尿病患者能否吃水果，主要根据血糖而定，用增加降糖药物或注射胰岛素的方法不可取，宜权衡利弊，要做到以下几点：

1. 能认真进行糖尿病的自我管理，坚持定期监测血糖、尿糖，血糖已控制在相对良好和稳定的水平，餐后血糖小于11.1mmol/L。宜吃含糖低的水果如桃子、梨、橘子、柚子、草莓、枇杷、菠萝、苹果、杏子、橙子、柚子、柠檬、李子、樱桃、哈密瓜，不宜吃香蕉、海棠、荔枝、柿子、红枣、山楂等含糖量高的水果。

2. 尽量回避含糖高的干果。

3. 进食水果最好在空腹、体力活动之后和两餐之间加餐用，或者选择在下午3～4点体内血糖较低的时候食用。从少量开始，如半个橘子或苹果，最多不超过100g。要从治疗计划中减去相应主食的量，一般200g橘子或苹果需减去主食25g。必要时吃一个香蕉或一个梨子需加1～2U胰岛素。

特别值得一提的是西瓜，甜的西瓜含糖较高，对血糖会有一定的影响，但西瓜中含有多种维生素和矿物质，含水量也高，是"夏季瓜果之王"，有解暑热、止渴、利尿、降压等功效，也含有较多的果糖（不是血糖的组成部分），代谢早期不需胰岛素帮助，可以适当食用。

含鞣酸成分多的水果如葡萄、山楂、柠檬等不宜与鱼、虾、蟹、藻类等富含蛋白质及矿物质的海味同吃，以免降低海味蛋白质的营养价值和引起恶心、呕吐等胃肠道不适的症状。

（四）吃肉的讲究

通常将猪肉、牛肉、羊肉等称为红肉，而将鱼、禽肉叫白肉。红肉的主要特点是肌肉纤维粗硬，脂肪含量高，而白肉的肌肉纤维细腻，脂肪含量较低，不饱和脂肪酸含量较高。常吃红肉的人群患结肠癌、冠心病等慢性病的危险性增加，而常吃白肉的人则相反，能够延年益寿。糖尿病的饮食原则是低热量、低脂肪，肉类食品脂肪含量高，不主张多吃，尤其不能多吃红肉。能吃鱼不吃肉，能吃瘦肉不吃肥肉。

1. 鸡肉

蛋白质含量比例较高，种类多，消化率高，容易被人体吸收。含有对人体生长发育有重要作用的磷脂类，是中国人膳食结构中脂肪和磷脂的重要来源之一。适合于体质虚弱尤其是畏寒怕冷的糖尿病患者。

2. 鸭肉

蛋白质含量比畜肉高，脂肪含量适中，含 B 族维生素和维生素 E 较其他肉类多，能有效抵抗脚气病、神经炎等。所含丰富的烟酸对糖尿病合并心脏病有一定的保护作用。

3. 兔肉

兔肉含蛋白质较猪、牛、羊、鸡肉高，而脂肪含量低于猪、牛、羊肉，其胆固醇含量也低于其他所有肉类，比较适合糖尿病患者。吃兔肉能增强体质，益智美容，又不发胖，对预防糖尿病心脑血管并发症有利。

4. 鱼

常见的深水鱼有墨鱼、黄鱼等；常见的淡水鱼有鲤鱼、草鱼、鲢鱼、鳙鱼等。鱼肉鲜嫩且易消化，含有优质蛋白质，脂肪以不饱和脂肪酸为主，不饱和脂肪酸中的ω3脂肪酸对促进脂肪代谢、预防动脉硬化等心血管疾病有益。含有丰富的维生素，有健脑、补脑、增智慧的作用，是糖尿病患者的理想食物，每天可以吃80g，既饱口福，又增健康。当然，用清蒸、水煮、氽鱼丸汤等用油少的方法，更为适合糖尿病患者。

一般说来，猪肉性寒凉，牛肉偏温，羊肉偏热，狗肉大热，因此夏天应吃猪肉，不能过多食用羊肉、狗肉，冬天适合多吃羊肉、狗肉。完全不吃肉食，会引起营养不良，而且可能造成多吃主食的现象。一般各种肉食总量每天掌握在1～3两，以鸡肉、鱼肉、瘦猪肉、瘦牛羊肉为宜，兔肉含胆固醇少，值得推荐。

（五）吃油的学问

食用油是保持人体脂肪酸平稳的重要来源，人体每天的脂肪酸摄入一半是来自食用油。不合理的脂肪酸摄入是高血压、高血脂、肥胖症、糖尿病等多种疾病的危险因素，不重视它可能就会成为健康杀手。它的主要营养成分是三酰甘油［(甘油（10%）＋脂肪酸（90%）］，脂肪酸可分为饱和脂肪酸和不饱和脂肪酸［单不饱和脂肪酸（如油酸）＋多不饱和脂肪酸（如亚油酸）］，前者食用过多可导致血浆胆固醇升高，后者可以降低血浆胆固醇水平，只有这三种脂肪酸吸收量的比例达到1：1：1时，营养才均衡，有益健康。把握油的总量，可以多种植物油交替食用。烹调时，避免高温，控制烹饪温度以不超过 90℃ 的方式为宜。少吃动物油，尽量不食用黄油，提倡植物油，尤其是多吃茶油、橄榄油、菜籽油。衡量营养价值有两个指数，一是不饱和脂肪酸的含量；二是必需脂肪酸的含量。脂肪酸是食用油中最重要的营养素，它的种类很多，不同的食用油其脂肪酸含量是不一样的，脂肪酸的比例是否合理是食用油营养价值的核心指标。

糖尿病患者选用食用油的原则是：①总量控制；②控制总量的同时，兼顾各类脂肪酸的摄入；③油的种类要多样化，发挥优势互补，动、植物油宜交替或搭配使用。糖尿病患者服用植物油比动物油更好，不宜多食用富含饱和脂肪酸的油。植物类食用油如橄榄油、花生油、豆油、芝麻油等不含胆固醇，却含有丰富的多不饱和脂肪酸，具有保护细胞膜，降低血中胆固醇、三酰甘油和低密度脂蛋白的作用，是糖尿病患者的首选，特别是茶油，无化肥农药的污染，是真正的绿色食物，但单纯食用植物油会增加使人体衰老和影响维生素吸收的过氧化物，也应注意。动物油主要是猪油、羊油、鸡油等，可增强体内脂肪储存，增加体重，糖尿病患者宜少吃。

选择食用油时，要从气味、色泽、透明度、沉淀物、是否有分层等方面辨别真伪，并且查看生产日期、保质期、食品安全认证标志、等级、生产名称、加工工艺标识等。常用食用油中主要脂肪酸的组成如下（表 7-7）：

表7-7 常用食用油中主要脂肪酸的组成（食物中脂肪总量的百分比）

食物名称	饱和脂肪酸	不饱和脂肪酸			其他脂肪酸
		油酸	亚油酸	亚麻酸	
猪油	43	44	9		3
牛油	62	29	2	1	7
羊油	57	33	3	2	3
可可油	93	6	1		
椰子油	92	0	6	2	
橄榄油	10	83	7		
菜籽油	13	41	38	0.4	1
花生油	19	41	38	0.4	1
茶油	10	79	10	1	1
葵花籽油	14	19	63		5
豆油	16	22	52	7	3
棉籽油	24	25	44	0.4	3
芝麻油	15	38	46	0.3	1
玉米油	15	27	56	0.6	1
棕榈油	52	44	12		
米糠油	20	43	33	32	

（资料来源：《中国居民膳食营养素参考摄入量》）

（六）蔬菜

1.南瓜

南瓜（又称倭瓜、番瓜、北瓜、窝瓜），有人说能降糖，由此把南瓜当饭吃，但也有人说不降糖，究竟能不能吃呢？南瓜戊糖有降糖作用，但含量很少。南瓜含有糖，可以吃，但不能多吃。它是一种很好的食品，但不是药品，如果用它作为一个降糖的药来使用是不适宜的。南瓜中还含有丰富的果胶和微量元素，果胶可延缓肠道对糖和脂质的吸收。南瓜可降糖源自日本，20世纪80年代，日本北海道糖尿病发病率很高，但有一个叫夕张村的地方没有一个糖尿病患者，专家研究发现，与当地居民食用的一种嫩南瓜——裸仁南瓜有关，于是南瓜风盛行。不过，长期大量进食南瓜易产生高胡萝卜素血症，导致皮肤发黄乃至反应迟钝，应注意。

2. 苦瓜

苦瓜，因苦而得名。1974年印度学者从苦瓜的果实中分离出具有胰岛素样作用的活性苷类物质，并称之为"植物胰岛素"。原产东印度热带地区，广泛分布于热带、亚热带和温带地区。印度、日本以及东南亚地区栽培历史久远，中国栽培约在600年。苦瓜虽苦，但从不把苦味转嫁于"人"，如苦瓜炒肉，肉绝不会变苦，所以它又有"君子菜"之称。《泉州本草》述："苦瓜主治烦热、消渴引饮。"药理研究发现：苦瓜中含苦瓜皂苷，有类似胰岛素的生物活性；还含有黄酮类植物化学物，具有类似拜糖平（阿卡波糖）作用，有降糖作用；苦瓜中的苦瓜素被誉为"脂肪杀手"，能使摄取的脂肪减少；苦味成分葫芦素和苦瓜素有稳定血糖的功效。此外，还有降暑、消炎、降压、减肥和提高机体免疫力等方面的食疗作用。苦瓜也可用来治疗胃热疼痛（脾胃虚寒不宜）、呕吐腹泻、湿热痢疾等疾病。现在已被加工成如苦瓜茶、苦瓜蜜饯、苦瓜饮料等，深受人们青睐。苦瓜可以食用，但不能当药用，急火快炒的苦瓜作用较好。

3. 芹菜

芹菜有一定降血压、降脂的作用，钙、磷含量也较高，可以当药用，称之为"药芹"。芹菜清香、甜脆，无论是凉拌还是热炒均美味可口，在人体保健中功效独具，诸如健胃、利尿、降压、调经。芹菜含膳食纤维丰富，对于糖尿病患者来说很有帮助，可以使餐后血糖上升减速。

4. 洋葱

洋葱又称球葱、圆葱、玉葱、葱头，原产于西亚伊朗，后传入我国，所以称为"洋葱"。洋葱有3种：红洋葱（红皮，国内多见）脆感好，辛味明显，适合做成生菜沙拉；白洋葱（白皮，国外常见）水分、甜度皆高，适合烘烤或炖煮；黄洋葱有独特辛香味，适合炒食、汤食。洋葱是一种万能菜，无论是西餐、中餐还是日餐，都能用上它。就营养价值而言，生吃优于熟吃，国外誉为"菜中皇后"，营养价值不低，深受人们喜爱。洋葱具有抗寒、增进食欲、促进消化等食疗作用；含有植物杀菌剂，有较强的杀菌能力；所含的硒是一种很强的抗氧化剂，能消除体内自由基；还有防癌、抗衰老等多种保健功能，也是降脂、降压、抗动脉硬化以及降糖的好帮手。其中的蒜氨酸（Alliin）和异蒜氨酸（Isoalliin）能够加强胰岛素功能，使葡萄糖得到更有效吸收，从而达到降糖效果。洋葱是目前发现的惟一含有前列腺素的植物，还有一种类似甲苯磺丁脲的降糖化合物，适合糖尿病患者食用，但过量食用会产生胀气和排气过多。

5. 葱

有特殊的辛辣味，用来作为解腥的调味品。北方食用的一般为大葱，葱白甘甜脆嫩，有杀菌、通乳、利尿、发汗等功能；南方的葱多为小葱，葱白、葱叶皆可食用。广西有的地方过年吃葱寓意"聪明"，连须同吃意为"聪明绝顶"。葱含有蛋白质、脂肪、糖类、维生素、钙、磷等，有降低胆固醇含量、降糖、降压、防止血液凝固等功能，因此，吃葱对防治糖尿病有益。

6. 蒜

原产于亚洲西部高原，也可见于中亚地区。汉朝张骞通西域携带的大量域外物种中，大蒜就是其中一种。大蒜有100多种药用和保健功用，中国、印度以及埃及等国把它当作食物，也当作药物使用。民间谚语说："吃肉不加蒜，营养少一半。"原来，动物食品尤其是瘦肉中含有丰富的维生素B_{12}，但在体内停留时间短，与大蒜中的蒜素结合成稳定的蒜硫胺素会提高维生素B_{12}的含量。2010年大蒜价格疯涨，被网友戏称为"蒜你狠"，除开幕后操手不说，至少说明大蒜在人们生活中的地位比较重要。蒜辛温、生热，含硒较多，被称为"天然广谱抗生素"，有降脂、预防冠心病及动脉硬化的作用，有利于人体内胰岛素的合成，有助于防止血栓形成，还能延缓衰老。国外有人在实验中发现，大蒜能提高糖耐量，甚至降低血糖。过多食用大蒜会口干，有胃肠道溃疡性疾病者不宜。

7. 辣椒

是烹制菜肴的主要调味品之一，能增进食欲。辣椒中的辣椒素能降低血糖，可能与其提高胰岛素的分泌量或延缓胰岛素的分泌有关。牙买加科学家发现辣椒素能显著降低血糖水平，可用于糖尿病和糖尿病并发症的治疗。糖尿病患者可适当吃些辣椒。

8. 生姜

民谚"冬吃萝卜夏吃姜，不劳医生开处方"，由此可见生姜的保健价值。2010年生姜的价格看涨,被网友戏称为"姜你军",由此可以看出人们对姜的喜爱程度。生姜性温味辣,能增强血液循环,促进消化,健胃,增加食欲。烹饪时加生姜能祛除羊、鸡、鸭、鱼肉的腥味。生姜中的姜辣素进入体内产生的抗氧化酶能对抗氧自由基,故能抗衰老。生姜也还有防止糖尿病肾脏病变的功效。生姜辛辣,热量很高,食入后可能使糖尿病患者的血糖和血脂不稳定,因此,适量吃是可以的,也不宜多食,多食可出现口干、咽痛、便秘等症状。

9. 海带

海带,又叫昆布、江白菜,有"长寿菜"、"含碘冠军"之称。含有丰富的钙、碘,含有海带多糖有效成分,能降低胆固醇、三酰甘油浓度,是很好的预防心脑血管病的食品。所含的胶质能促进体内的放射性物质随大便排出,海带中的岩藻多糖是很好的食物纤维,有降糖及保护胰岛细胞作用,因此适合糖尿病患者食用,但甲状腺功能亢进症患者不宜吃海带。常吃海带也可令秀发乌黑润泽。

(七)腌渍食品

腌渍是人们一种古老的保存食品的方法,不仅令食品风味特殊,而且刺激食欲、帮助消化,深受人们喜爱。各地制作工艺不同,也各具特色,但大体方法相同,主要有盐、糖、酸腌渍法。

盐腌渍制品:主要有咸鸭蛋、辣椒、榨菜、咸肉。

糖腌渍制品:主要有果脯。含糖量多,糖尿病患者不宜食用。

酸腌渍制品:主要有酸菜。使用食用酸腌制出来的食品对人体无害,如果腌制不好,亚硝酸盐含量过高,会引起中毒,但存放超过20d,食用是比较安全的。

随着人们饮食低盐化，盐的使用量正在逐步减少，腌渍食品保质期缩短，一些企事业加大防腐剂使用量抑制微生物生长以延长保质期，这是要引起消费者注意的。

糖尿病患者在饮食治疗原则的指导下，宜少糖少盐，适当选用。

（八）饮料

1. 茶叶

茶是世界三大饮品之一，源于我国，绿茶还是我国的"国饮"。《神农本草经》指出："神农尝百草，日遇七十二毒，得荼（茶原名荼）而解之。"唐代陈藏器称"茶为万病之药"。茶发于神农，闻于鲁周公，兴于唐朝，盛于宋代。茶有丰富的营养成分，如茶碱、维生素和微量元素，而且有提神、健脑、利尿、降压、调脂、减肥、降黏等多种功能，还能补充水分。绿茶是不发酵茶，较多地保留了鲜叶内的天然成分，提取物茶多酚（茶儿素）具有加速脂质分解、促进胆固醇转化为胆汁酸、降低胆固醇含量的作用，还能够抗氧化，抵制自由基对细胞膜的攻击，也可调节空腹血糖和餐后血糖的浓度，适合糖尿病患者饮用。但过多饮用浓茶，可能出现头痛、失眠、过度兴奋而茶"醉"。

解放军总医院营养科主任薛长勇认为：就茶而言，不管是几千元的茶还是几十元的元，茶中所含营养元素都是大同小异，从健康的角度来说，几十元的茶和几千元的茶差别不大。

我国的茶文化源远流长，对茶的选茗取水、备具、佐料、烹茶、奉茶及品尝等都很有讲究。茶主要分为绿茶、清茶（包括乌龙茶、铁观音、大红袍）、红茶、黑茶（普洱茶有生茶、熟茶之分）等几大类。

一般来说，绿茶和清茶中的铁观音属凉性茶，清茶中的乌龙茶、大红袍属于中性茶，而红茶、普洱茶属于温性茶。一般红、绿茶冲泡 3～4min 后味感最佳，头泡香味鲜醇，二泡茶浓而不鲜，三泡茶香尽味淡，四泡少滋味，五泡近似白开水。二、三泡最好。喝茶最好现喝现泡，泡好的茶在 25min 左右喝完为好。

糖尿病患者宜饮绿茶，因为它能降低血液黏稠度；最好不用沸水泡，用冷开水泡，每克茶泡水 50～60ml。掌握宜淡不宜浓、晚上宜早不宜晚原则。

2. 牛奶

含有丰富的蛋白质和含硫氨基酸，能增强人体免疫力，有"白色血液"之誉，是天然的营养最全的食品之一。其中含脂溶性维生素、乳糖和半乳糖（是最易消化的糖类）、溶解状态的矿物质和微量元素、适量的脂肪、丰富的易被人体吸收的钙，是防治骨质疏松的有功之臣。适合糖尿病患者饮用，尤其适合老年糖尿病患者，可用于早餐或加餐，但以纯牛奶或 AD 钙强化奶为最好，奶量 250～500ml 为宜。糖尿病患者饮用时不要加糖尤其是红糖，因红糖含有草酸，使牛奶中的蛋白质发生沉淀，影响人体对铁、铜的吸收，甚至发生"牛奶性贫血"。有报道称阿根廷学者研制出预防糖尿病的保健牛奶。

3. 豆浆

与等量奶粉相比，含蛋白质基本相同，含热量和脂肪较低，含有一定量的膳食纤维，但含钙量较低，尤其适合肥胖、血压和血脂较高的糖尿病患者。

4. 饮料

甜饮料含糖，如可口可乐，不宜饮用，但无糖饮料可以适量饮用。

5. 咖啡

可以食用，但不要加糖。

6. 酒

酒除提供热量外，无任何营养价值，每克酒精产生 7 kcal 热量。过量饮酒会抑制食欲，使糖尿病患者发生低血糖的机会增多，也加重营养缺乏。酒精吸收和代谢较快，不利于长时间维持血糖水平，不利于血脂控制，长期饮酒还可能损害肝脏（引起酒精性肝硬化）、胰腺、生殖系统、血管，升高血三酰甘油。糖尿病患者饮酒除有以上不良影响外，还打乱和干扰了饮食计划，抑制糖异生作用，使那些正注射胰岛素或服用优降糖等磺脲类降糖药的患者诱发低血糖，也可能诱发酮症酸中毒。白酒中还含有甲醇的有毒成分，直接损害末梢神经，所以建议糖尿病患者少饮酒或者不饮酒。当然，酒文化源远流长，人们以酒祭祖、敬老、侍上、待客、养生，适量饮酒可颐养情志，精神上和生理上获得满足和愉悦。在血糖控制得较好时，经医生准许，可以适量饮酒，因为可以增进食欲，消除疲劳。荷兰科研人员最近研究发现，与不喝酒的健康成年人相比，每天喝一到两杯酒的健康成年人罹患 2 型糖尿病的概率更低。所谓适量，是指一周内饮酒不超过 2 个"酒精单位"（一个酒精单位是指啤酒 360ml，或干红/白葡萄酒 150ml，或白酒 45ml）。下午两点后饮酒比较安全，如遇节日、亲朋好友欢聚一堂或有应酬可改劝酒为敬酒，主随客便为敬，不要和有劝酒习惯的人同桌，或干脆滴酒不沾。如果饮酒，须注意：

（1）血糖控制良好，无其他重要脏器的慢性病和糖尿病并发症。

（2）未注射胰岛素和口服磺脲类降糖药。

（3）肝功能正常。

（4）空腹更不要饮酒，不宜饮高浓度烈性白酒，如饮酒时要进餐，避免发生低血糖。

7. 啤酒

啤酒有"液体面包"之称，一升啤酒的酒精含量相当于一两多白酒，适当喝点也无大碍，但过多则酒精积累易损伤肝脏，还会引起血压升高。同时，啤酒属于高嘌呤类饮品，易引起人体血液中的尿酸含量增加，尿酸不能正常排出体外，久则易结石，因此，每天啤酒不超过1个易拉罐的量。最好的饮用温度是8～10℃。糖尿病患者应远离啤酒。

（九）甜味剂

甜味剂是指能赋予食品或饲料以甜味的食品添加剂，可以对食品、饮料风格调整起关键作用。对糖尿病患者而言，理想的甜味剂既能增加食品的甜度，又不升高血糖浓度。自从有了含木糖醇等甜味剂或食品后，糖尿病患者终于可以享受甜食而不担心血糖升高了。目前市场上的甜味剂主要有：

1. 木糖醇

木糖醇是一种五碳糖醇，人体糖类代谢的中间体，含热量低，不会引起血糖升高。其味甜而吸收率低，而且它在体内的代谢过程不需要胰岛素参与，所以吃木糖醇后血糖上升速度远低于食用葡萄糖。因其在肠道内吸收率不到20%，多食易引起腹泻，因此可以通便。目前市场上的木糖醇是由玉米芯、甘蔗楂、棉籽皮等原料生产出来的甜味剂，甜度是蔗糖的1.05倍。可防但不可治龋齿。糖尿病患者不宜过多食用。

2. 甜叶菊苷

甜叶菊是从原产于巴拉圭和巴西的一种野生的天然草本植物中提取的一种甜味剂。甜叶菊被南美的自然科学家 Antonio Bertoni 在 1887 年发现，1969 年被日本住田哲也教授在巴西发现，并命名为甜叶菊，甜度高，热量低，不含蔗糖，但甜度比蔗糖高 300 倍，食用后不被人体吸收，不增加热量的摄入，也不引起血糖波动，还有降压、健体功效，糖尿病患者可适当食用。

3. 果糖

是一种营养性的甜味剂，甜度很高，能一定程度地刺激胰岛素分泌，而且果糖代谢过程的开始阶段不需要胰岛素的作用，少量食用既可满足口感，又不会引起血糖大的波动，可以适当食用。

4. 糖精

1878 年美国科学家在实验中意外地发现了它，甜度为蔗糖的 500～600 倍，是人类历史上第一种代糖剂。它的组成是邻磺酰苯甲酰亚胺，是人工合成的一种强力甜味剂，不是食品，也不是糖类，无任何营养价值。其本身不含热量，但甜度很高，稍多食用变苦，对热不稳定，遇酸分解并失去甜味，正常量食用无害，但动物实验表明，摄入大量糖精可致膀胱癌，因此，我国规定不允许在婴儿食品中使用。

5. 氨基糖或蛋白糖类

由苯丙氨酸或天门冬氨酸合成的物质，甜度很高，但对血糖和热量影响不大。

6. 阿斯巴甜（Aspartame，蛋白糖）

又叫甜味素，美国的纽特公司发明。由天冬氨酸（L-aspartic acid）和苯丙氨酸（L-phenylalanine）等通过一系列反应而合成，比蔗糖的甜度高 200 倍以上，安全性高，甜味纯，无后味，不耐高温、高酸，低热量，不需胰岛素帮助消化，因此适合糖尿病患者食用，被 100 多个国家批准使用。

（十）无糖食品

国家规定：产品中单糖和双糖的含量在 0.5% 以下，才可以被称为"无糖食品"。也就说，无糖食品是指不含蔗糖（甘蔗糖和甜菜糖）和淀粉糖（葡萄糖和麦芽糖）的甜食品，不用糖精等高倍甜味剂，但必须含有糖醇等一类含糖代用品（如木糖醇、山梨醇等）生产的甜食品。目前我国批准使用的食糖代用品有麦芽糖醇、山梨醇、木糖醇、乳糖醇等。由于目前无糖食品尚无国家标准和行业标准，因此各厂家所生产的无糖食品对甜味剂的标注不规范。

大体上，根据保健特点，市售无糖食品可分为五大类：纯中药类、富含膳食纤维类、富含微量元素类、富含海藻类、代糖类。涉及主食、饮料、奶制品、水果等种类。由于喜欢甜食又怕肥胖的糖尿病患者、想保持身材苗条的女士、减肥的人群日益壮大，商机无限，许多厂家争相生产不规范的只能说是无蔗糖的无糖食品，它并不等于低热量食品，这对糖尿病患者的热量摄入和血糖控制极为不利，因此糖尿病患者食用此类食品时，一定要仔细阅读产品说明书，注意配料成分，慎重斟酌后服用。

(十一) 反式脂肪酸

在加热的情况下,通过金属(如铜、镍)的催化,将植物油中的不饱和键打开,加入氢元素,在氢化过程中,脂肪酸分子发生重新排列,产生与氢化前分子结构非常相似的反式脂肪酸。反式脂肪酸天然存在很少,是人为的在加工过程中产生的一种物质,它能使液态植物油便于保存,不易变质,或使奶油蛋糕之类的西式蛋糕、饼干、油酥饼、油炸干吃面、巧克力、色拉酱改善口味,采用氢化的方式将多种非饱和植物油,在室温下从液态变成固态或半固态的油脂,以延长食品的销售期。

摄入过多的反式脂肪酸,会对人体产生危害,增高人体的血糖黏稠度,诱发冠心病;对精子产生不利影响;对神经系统造成不良影响等。

一般的市售食品标示的人工黄油(奶油)、人造植物黄油(奶油)、人造脂肪、氢化油等都含有反式脂肪酸,标有"精制"、"精炼"字样油脂大多为反式脂肪酸,要尽量少吃,特别是孕妇、乳母、儿童、青少年、老人、心脏病患者、神经系统疾病患者、糖尿病患者和糖耐量受损者要禁用。

(十二) 佐料

1. 盐

盐出五味,乃百味之王,无盐饭菜不香,厨师的功夫在于盐。根据人体需要不同,制成了诸如原盐、精盐、低钠盐、加碘盐、加锌盐、补血盐、防龋盐、维生素 B_2 盐、风味盐、老年营养盐、儿童营养盐以及平稳健身盐等多个品种。世界卫生组织推荐成人每天的食盐量不应超过6g,食盐过多可引起肾血流增加,加重肾小球负担,进而使肾功能受损;排钙增加而引起骨质疏松甚至骨折;增加食物中淀粉酶活性,加速淀粉的消化吸收,引起餐后血糖增高等等。因此,糖尿病患者应减少食盐摄入量,然而,低盐或少盐则菜乏味难吃,怎么办?第一,可以做一把2g的小盐勺,放盐不会超量;第二,菜出锅时再放盐,可避免久煮盐分渗入到菜中,吃起来也感到有味;第三,可用酸味、醋味来强化咸味。

2. 酱油

酱油是我国的一种传统调味品,可以给菜肴增色添味,一般调味情况下盐不会超标,但它不能满足人们的营养要求。它的主原料是大豆,糖尿病患者可以食用。从食用方式上可以分为佐餐酱油和烹饪酱油,佐餐酱油可以在做凉拌菜时直接使用;烹饪酱油,在烹饪时使用。从酿造方式上可分为酿造酱油和配制酱油。酿造酱油,是以大豆、小麦或麸皮为原料,经微生物天然发酵而成,有生抽和老抽之分,生抽是以优质的黄豆和面粉为原料,经发酵成熟后提取而成;老抽在生抽中加入焦糖色,经特别工艺制成的浓色酱油,适合肉类增色用。低盐固态发酵法使用的原料是大豆和麸皮,颜色相对较深;高盐固态发酵法使用的原料为大豆和小麦,酱香相对较浓。配制酱油是用50%以上的酿造酱油添加水解植物蛋白制成,鲜味调节变化大。铁强化酱油称为营养性酱油。此外,还有红烧肉酱油、蒸鱼酱油等专业酱油。酱油含盐比较高,糖尿病患者可以食用,但要减少盐的分量。

3. 醋

醋可分为陈醋和白醋。醋的主要成分是醋酸,醋酸在体内会转化为柠檬酸，使葡萄糖为身体提供能量时进行的柠檬酸循环（又称三羧酸循环或克雷普斯循环）更加顺利。醋除含 5%～10% 的醋酸外，还含有氨基酸、乳酸、琥珀酸、草酸等有机酸、钙、磷、铁等多种矿物质，维生素 B_1、维生素 B_2 等。醋除可用为调味品之外，还可以抗菌，增强肝脏功能，扩张血管，利尿，促进糖和蛋白质代谢等，还有养生作用如消除疲劳、调节血液中酸碱平衡、扩张血管防止心血管病、帮助消化、抗衰老等。

怎样选购酿造食醋？一看：琥珀色或红棕色、有光泽者为佳品，澄清、浓度适当、无悬浮物及沉淀物者质量较好；二闻：食醋有特有的香气和酯香；三尝：酸味柔和，回味绵长，有醇香，不涩，无异味。比较流行的米醋、苹果醋、葡萄酸醋等，都是很好的调味品。

糖尿病患者可以适当食醋，因为醋可以增强胰岛素的敏感性和降低血糖。忌与碳酸钙、磺胺类药物同服。胃溃疡患者不宜服用。

4. 味精（化学名称为谷氨酸钠、麸氨酸钠）

味精，顾名思义，是味之精华。适量使用味精可以提高菜肴的鲜味，而且对人体健康有益。味精可分为四大类：①普通味精：主要成分是谷氨酸钠以及少量的食盐、糖、磷、铁等。其质量主要取决于谷氨酸钠的含量高低和晶粒洁白明亮度，市售包装标明谷氨酸钠含量为 99%、98%、95%、90%、80% 5 种。②特鲜味精：主要由呈鲜味特强的肌苷酸钠或鸟苷酸钠与普通味精混合制成，配比量不同，鲜味相差几倍至几十倍。烹饪中注意尽量缩短与鲜原料的接触时间，以避免失去呈鲜效果。③复合味精：按一定比例由味精或特鲜味精、香料、调味料配制而成，如"香菇味精"，它可以作为调料，又可以作为肉类嫩化剂及汤料。④营养强化味精：由味精或特鲜味精和某些营养素加工而成,既可调味,又有一定的营养保健作用。味精只在有盐存在时才会呈现鲜味,菜肴口味愈咸,味精用量愈少;菜肴近于中性(pH6～8)时味精的鲜味效果最好。味精应在菜肴出锅时投放,因其在高温下会分解为失去鲜味的焦谷酸钠,而且产生毒素。味精稀释3 000倍最具鲜味(300ml汤放入0.1g味精),过量反而产生苦涩味。瓜菜、汤类放点味精是适合的,但肉、蛋、鱼类则不必放味精。味精过多摄入可诱发高血压,会致血糖升高。

(十三)其他

1. 蜂王浆

含有胰岛素样肽类、常量和微量元素、维生素等,具有修复受损的胰岛B细胞,促使受损细胞再生功能,对脂肪代谢和糖代谢可起到良好的平稳作用,因此适量服用应是有益无害。

2. 腐乳

为豆制品发酵而成,含有丰富的B族维生素,具有特殊鲜香味,能刺激食欲,有助消化吸收,因此,选择精良制作、无污染、低盐的腐乳适量服用是可以的。

(十四)吸烟

北京大学胡大一教授说:"吸烟不是一种嗜好,而是一种疾病。"糖尿病患者吸烟可谓是雪上加霜,所造成的危害比正常人更大,百害而无一利。吸烟已成为糖尿病发病的预测因子,吸烟首先损害糖尿病患者的呼吸系统和循环系统,使血管内膜造成损伤,血管壁阻力增大,进而导致动脉血管硬化,促进糖尿病大血管并发症的发生和发展,增加心血管病、肿瘤、脑卒中及肺部疾病的危险性。吸烟也导致血脂异常，增加胰岛素抵抗，加速糖尿病肾病的发生、发展。

最近来自美国马里兰州约翰·霍普金斯大学的研究表明，戒烟似乎并不能减少糖尿病的短期风险，甚至有可能使之增加，但戒烟对健康的许多益处超过了这些短期风险。对于普通人群，预防吸烟比戒烟能更好地降低与吸烟相关的糖尿病风险。

（十五）不建议多吃的食物

包括：①糖类：各种糖和含糖的零食；②油炸类食品：导致心血管病的元凶，容易使蛋白质变性，且含有致癌物质；③方便食品：主要指方便面和膨化食品，盐分过高，含防腐剂、香精等，可损害肝脏等，且营养价值低；④加工类肉类食品：如香肠、肉干，含有大量防腐剂，含有致癌物质；⑤腌制类食品：含盐过高，含有亚硝酸盐，是致癌物质之一；⑥汽水可乐类食品：含糖量过高；⑦各种精制米面食品：如饼干类食品（不含低温烘烤）含食用香精和色素过多，单纯热量过多，营养成分低；⑧罐头类食品：破坏了维生素，使蛋白质变性，热量过高，营养成分低；⑨烧烤类食品：含"3，4-苯并吡"，三大致癌物质之首。

第四节　糖尿病的运动治疗

生命在于运动，运动有益于健康。古希腊医学之父希波克拉底说："阳光、空气、水和运动是生命健康的源泉。"研究发现，运动时人的呼吸所吸收的氧气，要比不运动时高 10 倍以上，可增氧、活血，增强体力，提高身体素质，愉悦身心，增强人体的免疫功能。

适度的运动有助于改善患者的心理素质,改善精神状态和生理状态;消除不良情绪,消除应激;改善糖耐量、降脂、降压,改善心肺功能,预防糖尿病高危人群发展为糖尿病。运动是糖尿病综合治疗的重要部分,也是糖尿病患者控制血糖水平的一个基本方法,可以提高机体对胰岛素的敏感性,改善胰岛素抵抗,防治代谢综合征。运动是主动降糖,促进机体消耗葡萄糖(而服药是被动降糖),是稳定血糖的推进器,缺乏运动的糖尿病患者其血糖很难从真正意义上控制。任何药物都不能代替运动治疗。可以说,运动是免费良药。

运动必须讲究科学性,要根据身体情况,因人制宜,把握节奏,运动有度,坚持以中低强度、较长时间的有氧运动为主。选择自己喜爱的适当的运动,对于以往没有运动习惯的人可以从步行上班、步行购物、家务劳动做起,逐步过渡到参加某些体育项目。要选择既能达到治疗目的(如减肥),又能长期坚持,不决定胜负的项目。要掌握好运动强度,有利全身肌肉活动,个人能进行,并能激发个人兴趣,不受时间、地点、场地、设备限制。

我国最早提出了糖尿病的运动疗法。公元 610 年隋朝太医博士巢元方在《诸病源候论》中提出"消渴症"者应"先行一百二十步,多者千步,然后食"。这比过去误认为在世界上最先提出糖尿病体育疗法的 John Brown 要早千余年。

一、运动方式

（一）有氧运动、无氧运动和混合运动

1. 有氧运动（耐力运动）

指能增强体内氧气的吸入、运送及利用的耐久性运动，运动中，氧气的吸入与消耗基本持平，不出现缺氧。其特点是强度低、时间长、有节奏、不剧烈、不憋气，多为全身大肌肉运动，可增加葡萄糖的消耗，动员脂肪，改善心肺功能。步行、慢跑、自行车、网球、排球和游泳等运动适合糖尿病患者。

2. 无氧运动

短时间、高强度的剧烈运动主要靠骨骼肌的爆发力完成，运动中氧气的吸入不能满足身体的需要，代谢处于缺氧状况，出现氧债（oxygen debt）现象。所谓氧债是指剧烈运动时，骨骼肌耗氧量猛增，而循环、呼吸等功能活动只能逐渐加强，不能很快满足机体对氧的需要，骨骼肌处于相对缺氧状态，这种现象称氧债。当运动停止后一段时间，循环、呼吸活动仍处于较高水平，摄取较多的氧以偿还氧债。无氧运动可以增加特定肌群的力量和容积，但携氧不足，乳酸生成增加，会气促、肌肉酸痛。像短跑、举重、拔河、投掷等超负荷运动的无氧运动不适合糖尿病患者。

3. 混合运动

上述两种运动不规则的混合。对糖尿病患者来说，是超负荷运动，也不宜。

(二)常用锻炼方法

1. 游泳锻炼法

是一种集阳光浴、空气浴、冷水浴为一体的一种全身性锻炼,能增强各器官、系统的功能,改善血液循环,提高消化能力,因为不负重可以改善关节状况,增强体质,有利减肥,也可以锻炼神经肌肉的协调性,陶冶情操,磨炼意志,树立战胜疾病的信心,相对于糖尿病患者来说是一种综合性的全身性的治疗,可以改善胰岛素抵抗,提高胰岛素的敏感性。在游泳前要选择好合适的游泳场地、泳衣、泳镜、泳鞋,与泳友同行。游泳时间不宜过长,也不能在太热的天气游。水温在15℃左右为宜,游泳一般不超过15min,水温每降低1℃应少游1min,如果水温在5℃左右时,游2min左右为宜。

2. 慢跑锻炼法

可锻炼心脏,保护心脏;增加摄氧量,增加冠脉血流量,防止冠状动脉硬化;活血化瘀,改善循环。大运动量的跑步,能提高血液纤维蛋白溶解酶活性,防止血栓形成;促进代谢,控制体重;改善脂质代谢,预防动脉硬化。跑步速度以100m/min比较合适,时间要在30min以上,可以跑、走交替进行,但以自己能承受为限。

也可以试着倒走以增强肌肉的协调性。

二、运动的禁忌证

包括:①心血管病变,如近期心肌梗死、充血性心力衰竭、活动期心肌炎或心包炎、室性心律失常、不稳定型心绞痛、伴有高血压或缺血性心脏病、严重心室流出道梗阻、近期体肺循环栓塞、血栓性静脉炎；②比较严重的周围神经病变；③糖尿病足；④严重的糖尿病肾病；⑤糖尿病眼底病变；⑥急性感染；⑦空腹血糖≥15mmol/L时，过量运动可使血糖进一步升高。

三、运动的注意事项

（一）运动前

1. 首先应控制血糖。运动前血糖较低，应先加餐，在进餐后1～3h进行运动。如果进行长时间的激烈运动应先监测血糖，注意调整药物用量，在注射胰岛素时不要选择在大腿，因为运动能加快大腿部位对胰岛素的吸收。

2. 运动前应做一次全面体检，检查肺活量、血压、心率、负荷后心率变化，对自己的身体状况做一个基本评估。通过成人台阶试验、平衡能力测验、肩关节及手柔韧性检测、坐位体前屈试验、1分钟仰卧起坐试验、手眼协调测验，尤其要做一次运动激发试验后的心电图，以判断心功能是否适合运动。

3. 与医生共同制订适合的运动方式和方法。

4. 确定合适的运动项目。运动场地要平整，在马路上运动要注意安全。要注意周围的环境和空气质量，避开灰尘、汽车废气，不要在恶劣条件下（如酷暑、沙尘、凛冽的寒风中）运动。冬天要防止冷气引起腹痛、腹胀，冷水浴要循序渐进。清晨运动不宜空腹进行。

5. 要选择合适的服装，太多的衣服会导致出汗速率增加；要选择合脚、舒适的运动鞋，注意鞋的透气性和密闭性，保证既要透气又不能进砂石物。

6. 户外运动时应结伴而行，避免"单枪匹马"，要告诉家人，并带上通讯工具以便联系。随身携带水果、糖等食物，以便在血糖低时服用。随身携带糖尿病卡，卡上注明姓名、年龄、住址、家人电话及用药情况，写明出现意外时他人如何帮助。

（二）运动中

1. 先做 10～15min 的热身运动，使肌肉组织先活动起来，避免拉伤。

2. 运动中注意心率变化以及全身有无发热、出汗，以便判断运动量是否合适。

3. 运动时主要的危险是低血糖、外伤，必须认真防范。运动过程中，要注意有无乏力、头晕、心慌、胸闷、出虚汗、搔搦等，一旦发生须及时处理，必要时就近就医。

4. 运动要有规律，强度由低开始，避免高强度运动。

5. 有高血压要注意不举重屏气；有视网膜病变要注意不举重、不潜水；有周围神经病变要避免过度伸展，不负重；有周围血管病变要注意走——休息——走。

运动结束时，再做 5～10 min 的恢复整理运动，不要突然停止。

（三）运动后

1. 运动后不要马上坐下或躺下，宜适当活动肢体，再停下来休息。

2. 有条件者，可监测血糖，以了解运动效果。

3. 运动引起食欲增加，消化功能增强，应注意饮食控制。

（四）其他注意事项

1. 运动量最好和医生共同制订，在没有心律失常和自主神经功能紊乱的情况下，运动量用心率来衡量，运动时心率=170-年龄，以此心率坚持30min，最大安全运动心率=220-年龄。要注意运动强度不能过大或过小，运动量过大或运动时间过长，人体处于应激状态，会导致交感神经兴奋，升糖激素活跃，血糖反应性升高，应根据各自的身体状况选择不同的运动，应保证运动后精力充沛，不觉疲劳，心率在运动后10min恢复，若过小对肌肉无足够的刺激也达不到运动治疗的目的。宜遵循循序渐进和持之以恒的原则。运动量大小与身高、体重、年龄、性别都有关系，一般说来，运动量达到患者本人总能量消耗的20%就可以了。

每人每天的总能量消耗采用如下公式计算：

$$[身高（cm）-105] \times 30$$

如：身高170cm的患者，他每天总能量消耗应为（170-105）×30×20%=390（kcal）。如果慢跑，每天活动60～80min，分早晚两次就行了。

2. 选择合适的运动时间。最佳运动时间应该是下午4点左右。糖尿病不宜晨炼宜晚炼，饭后一个小时进行。因晨起空腹运动受黎明现象、应激等原因影响可引起血糖升高。运动过程中以感觉到周身发热、出些汗为宜，但不要大汗淋漓，每周可进行3～5次。运动应在药物的高峰期前为最好，不要在注射胰岛素后马上进行。消瘦者每次运动20～30min，肥胖者运动30～60min为宜。

3. 运动最好要达到有效强度。所谓有效强度，就是糖尿病患者锻炼时感到微微气喘，但可以与同伴正常交流。运动节奏要缓，避免多出汗。达不到有效强度，时间再长，效果也不理想；超过运动强度，进入无氧运动，一则患者难以坚持，再者降血糖效果也不理想。岳阳第一人民医院罗长青医师总结运动是否有效要做到四个"微微"：微微气喘、微微出汗、微微心悸、微微小腿酸胀。不同的运动强度要把握运动时间不同：轻度，30min，如钓鱼；中度，20min，如排球；重度，10min，如篮球。一般说来，糖尿病患者运动应以低强度为主，中强度为辅，禁止高强度。

4.通过运动减体重应缓慢进行，每周减重应＜400g。

第五节 2型糖尿病的药物治疗

对于那些采用饮食和运动治疗其血糖仍不能达标者，就需要给予药物治疗。随着病情的进展，胰岛B细胞渐进性破坏，在2型糖尿病确诊时，胰岛的分泌功能只有正常的50%左右，并且每年以5%左右的速度衰退。糖尿病不同的阶段矛盾各不相同。早期，胰岛素的分泌并不低甚至偏高，血糖增高的主要原因是机体对胰岛素不敏感，治疗上以改善胰岛素抵抗为主，早期胰岛B细胞的病理变化是可逆的，功能还有望得到恢复；随着病情的发展，胰岛分泌功能进行性下降，此时，胰岛素抵抗与胰岛素缺乏并存，并且胰岛功能越来越差，治疗上从用胰岛素促泌剂等口服药物逐渐过渡到用胰岛素补充治疗；到了晚期，胰岛功能近乎衰竭，胰岛素缺乏便成为主要病因，口服药治疗已经无能为力，只能用胰岛素替代治疗。

糖尿病患者所处的自然阶段不同，致病的主要矛盾也不同，这也是糖尿病分级治疗和个体化方案的理论依据。

降糖治疗的难点之一，就是药物剂量难以掌握，血糖高而用药量少，则血糖难以降低；血糖低用药量多了，又容易造成低血糖，而严重的低血糖可诱发心绞痛、心肌梗死或脑血管意外，反复或持续低血糖可导致神经系统不可逆损伤，甚至昏迷、死亡。

药物治疗分为口服降糖药和胰岛素治疗两种。

治疗原则为早期、长期、平稳、有效、联合、个体化。

> **专家提示**
>
> 高血糖分 2 种：一是慢性持续性高血糖，二是慢性波动性高血糖。血糖波动在远期并发症上有着严重的危害，因此降糖提倡平稳，应使一天的血糖波动在 5mmol/L 以内。

一、口服降糖药物的选择

用药前应对患者的病理生理状态进行评估，根据胰岛 B 细胞功能，有无胰岛素抵抗，血糖的特点（餐前、餐后血糖情况，血糖波动情况），病程，胖瘦，并发症等情况用药。

1. 胰岛素抵抗

多见于肥胖且伴有高血压、血脂紊乱的患者，这些患者对胰岛素的敏感性下降，胰岛素促泌剂或胰岛素治疗效果不佳，而且可能增加高胰岛素血症的发生，可选用二甲双胍、噻唑烷二酮类等胰岛素增敏剂治疗。

2. 胰岛素分泌不足

多见于消瘦的糖尿病患者，当胰岛 B 细胞还有一定功能时，适当选用胰岛素促泌剂治疗。

3. 胰岛素抵抗伴胰岛素分泌不足

可选用胰岛素强化治疗，加用胰岛素增敏剂或二甲双胍治疗。

4. 根据体型选药

（1）非肥胖或不超重的 2 型糖尿病患者：首先选用磺脲类降糖药；效果不佳加用非促胰岛素分泌剂；仍不满意，加用或换用胰岛素。

（2）肥胖的 2 型糖尿病患者：多数存在胰岛素抵抗，首选非胰岛素促泌剂，如双胍类、葡萄糖苷酶抑制剂或格列酮类；效果不佳加用或换用胰岛素。

5. 主要是餐后血糖增高者

选用 α 葡萄糖苷酶抑制剂。

二、口服降糖药物治疗中的有关问题

1. 对于糖尿病患者来说，没有最好的药，只有最适合的药。我国 2 型糖尿病患者主要以胰岛素分泌缺陷为主，且大部分患者体重正常，磺脲类药物比较适合。

2. 糖尿病患者宜酌情选择一、二或三种不同作用机制的降糖药。一种药加倍，不如两种药搭配，如果使用 3 种口服降糖药物还不能将血糖控制在理想范围内，或者糖化血红蛋白仍高于 8%，应加用胰岛素联合口服降糖药物，疗效将会更好些，不主张同时使用 4 种不同类型的口服降糖药物。

3. 口服药搭配问题要注意，如果一种药物疗效不满意，药物剂量已接近到该种药上限时，不要再盲目加大剂量，也不应再加另一个同一种类的药，而应另加一种或两种不同作用机制的药物，因为前者可能会引起它们之间的竞争从而增加毒副作用而不是降糖效果，后者由于作用机制不同，可以增加它们的互补性，增强降糖效果，减轻毒副作用。

4. 大多数药物都需要一个月甚至更长时间才能达到最佳降糖效果。不论使用何种药物，都必须以饮食控制、运动治疗为前提。提倡早期使用胰岛素增敏剂，不主张过度使用刺激胰岛素分泌的药物。

5. 降血糖不可一步降到正常，应该循序渐进、精细降糖、安全达标。

6. 不要频繁更换降糖药，药效的发挥需要一个过程，降糖药在血液中的有效浓度也同样需要时间与过程。如胰岛素增敏剂一般要服用1个月才会达到降糖效果，服用2～3个月后才会达到最佳和稳定的降糖效果，频繁更换降糖药物容易造成血糖波动。

7. 关于药物对肝肾功能的损伤问题需要知道，降糖药物对肝肾有损害这是肯定的，只不过是程度不同而已，因为任何一种口服药都要经肝肾代谢、解毒、排泄，但是肝肾功能都有很大的贮备能力，一般来说，患者肝肾功能损伤轻微，转氨酶、肌酐、尿素氮不是太高，目前临床所使用的口服降糖药物还是比较安全的，从整体上看，长期高血糖对肝肾功能的损害要远远超过降糖药物对肝肾功能的损伤，良好的血糖控制本身就是对肝肾功能最好的保护，它给患者带来的益处大大超过它的不良反应，当然在用药过程中应尽量选用对肝、肾功能影响比较小的药物，用药的同时加强肝肾功能监测。

8. 血糖达标，是"五驾马车"齐心协力的结果，其中药物起了相当大的作用。血糖一旦下降，体内对抗胰岛素的激素分泌也会有所减少，对胰岛素的敏感性也有所增强。规律生活、科学饮食，是调整用药的前提。血糖达标后，停药要注意的是：一是血糖正常或偏低后再停；二是逐步一片一片地停，边停边监测，直到血糖达到满意水平为止。

9. 一些降糖药物会增加体重。凡能使胰岛素增加的药物，都可能使体内脂肪组织增加而增加体重。常见药物有胰岛素、磺脲类、格列奈类、噻唑烷二酮类。

10. 注意药盒上的药名与商品名。每一种药至少有两个名字：药名和商品名。药名世界统一，一般用拉丁文或英文命名。中文翻译的命名也只有一个，但同一种药生产的厂家不同，使用的商品名不同以示区别，比如国际上命名的 Glipizide，中文翻译为"格列吡嗪"，而各厂家生产的"格列吡嗪"有各自的商品名，如：格列吡嗪、捷贝、美吡哒、瑞易宁、迪沙片、优哒灵等。

11. 不同的降糖药作用不同的靶器官，噻唑烷二酮类药作用于脂肪和肌肉，磺脲类药作用于胰腺。药物有各自的排泄途径，有的药只能通过肝脏分泌的胆汁或肾脏排泄，叫"单通道排泄"；有的药从肝脏分泌的胆汁排泄或肾脏排泄叫"双通道排泄"。如果药物排泄通过的某脏器有障碍，这种药物就不能随便用，否则容易引起药物在体内的积蓄，如果是降糖药物的积蓄很容易引起低血糖。因此，用药前最好做肝、肾功能检查，以保证用药安全。

12. 要注意观察药物的副作用。药物说明书上的副作用会列出许多，这是该药在临床试验时所发生的，而且是在极少数人身上发生的，并且症状很轻，对身体影响也不会很大，才能用于临床，大可不必过分担心，可以放心使用，但还是要仔细观察以策安全。

13. 定时、定量、规律服药是保证血糖控制的基本要求，即使偶尔漏服也有可能引起血糖的显著波动或短期居高不下。漏服是否要补服，则要根据药物的种类、时间、次数和血糖控制情况而定：

（1）磺脲类药：主要是指短效类如格列吡嗪。如果是吃饭时才想起，可以推迟半小时吃饭或立即减量服用，这样虽然可能引起餐后血糖升高，但可减少下一餐餐前低血糖的风险；如果是两餐之间发现漏服则立即测血糖，根据血糖高低决定是否减量补服还是增加活动量而代之，不可把漏服的药与下一次一同服用；如果是下一餐前想起漏服，那不必补服。

（2）餐时血糖调节剂：如瑞格列那，基本上可比照短效磺脲类药物进行。

（3）α葡萄糖苷酶抑制剂：餐中想起可以补服，餐后补服药效大打折扣。

（4）胰岛素增敏剂：一般来说可以当日补服。

14. 在进行药物治疗的同时，要警惕低血糖的出现。糖尿病患者的低血糖与正常人的低血糖是"双重标准"，正常人血糖＜2.8mmol/L 诊断为低血糖，而糖尿病患者血糖＜3.9mmol/L 就要诊断为低血糖了。当糖尿病患者饮食明显减少，不能提供身体一天的热量供应量时，就要调整药物的剂量，尤其是对使用胰岛素的患者尤为重要。

15. 早上4：00～9：00是血糖最容易升高的时候，所以早上用药量较大，如果早上没有按时起床和按时吃饭用药，会使上午血糖升高，进而影响整个白天的血糖控制。因此，糖尿病患者最好在晚十点之前睡觉，第二天在早晨 6:00～8:00 点起床。

16. 一些降糖药服药时间有要求，①餐前服药：磺脲类药、格列奈类药；②餐后服药：双胍类药；③餐时服药：α 葡萄糖苷酶抑制剂；④餐前或餐后服药：胰岛素增敏剂。

> **深度阅读**

随着科学技术不断发展，口服药也不断更新换代。

第一代（素片）：原始的药片称为素片。为了保持有效的药物浓度，必须根据不同药物半衰期确定给药次数，造成每次服药后吸收和排泄形成数次药物浓度的高峰和低谷。但素片给药易造成血药浓度不稳定，服药次数多，患者依从性差。

第二代（缓释片）：为了保持药物平稳和有效浓度，减少给药次数，通过特殊的药物加工工艺，延缓药物的释放速度，延长药物的作用时间，减少给药次数，这种制剂便叫缓释片，它提高了患者的依从性。

缓释片以凝胶包裹药物，膨胀后缓慢溶出，单位时间的药物剂量持续释放出的量少，副作用也减轻，因此能在较长时间保持有效、稳定的血药浓度，对控制空腹血糖相对较好。每日仅需服用一次，适用空腹血糖较高者。

第三代（控释片）：通过更进一步的工艺改进，在一定的时间内，药物按一定的速度释放出来，并作用于特定部位，使药物浓度长时间恒定地维持在有效浓度范围内，这种药物就是控释片。它的优点是药物释放速度与时间无关，消除血药浓度的"峰"、"谷"（指给药后血药浓度的最高值和最低值），从而减少了给药次数，延长药物作用时间，进一步提高了患者用药的依从性。

因此，虽然药物成分一样，但由于制药工艺不同，缓释片及控释片比素片要贵得多；同样的道理，一些进口药由于加工工艺、关税等原因，要比国产药贵得多。加工工艺水平越高，药品的杂质越少，副作用就越少，当然价格相对要贵得多。

三、常用口服降糖药

常用治疗 2 型糖尿病的口服药物分为抗高血糖药和降血糖药（表 7-8）。抗高血糖药不会发生低血糖，包括噻唑烷二酮、二甲双胍和 α 葡萄糖苷酶抑制剂；降血糖药有发生低血糖的风险，包括磺脲类和格列奈类。

（一）磺脲类（sulfonylureas, SUs）

1942 年，法国内科医生在用一种磺胺类抗生素（化学结构与磺脲类药物相近似的药物）治疗伤寒患者时，发现患者出现了严重的低血糖现象，经过药理学家的研究发现，磺胺类药物可以使实验动物的血糖水平下降，但若切除胰腺后再给予磺胺类药物，血糖则不下降。10 年后第一代磺脲类药物（甲苯磺丁脲、氯磺丙脲等）被研制出，并应用于临床，由于副作用大，现已不用。1966 年以格列本脲为代表的第二代磺脲类药物先后问世，并且在提高安全性、降低副作用方面不断改进。格列美脲为第三代磺脲类药物，有胰岛

表 7-8　常用口服降糖药物临床特点

分类	药物	剂量	药理作用	适应证	不良反应及禁忌证
促胰岛素分泌剂	磺脲类（SUs）	格列本脲（优降糖） 2.5mg*100#	刺激相当数量（>30%）有功能的胰岛B细胞分泌胰岛素，改善胰岛素受体和（或）受体后缺陷，增强靶组织细胞对胰岛素的敏感性。饭前半小时服用	延缓血管并发症	不良反应：①低血糖反应，60岁以上者多发；②体重增加；③皮肤过敏；④恶心呕吐、消化不良，偶见胆汁淤积黄疸、肝功损害。禁用：T1DM，严重并发症或晚期T2DM，孕妇、哺乳期妇女，大手术围手术期，全胰切除术后，对SUs过敏者
		格列吡嗪（迪沙） 2.5mg*100# 5mg*12#		新诊断的T2DM非肥胖者、饮食运动治疗血糖控制不理想者。年龄>40岁空腹血糖<10mmol/L效好	
		格列齐特（达美康） 80mg*60#			
		格列喹酮（糖适平） 30mg*30#、12#*2板		肾功能不全者应用较好	
		格列美脲 1mg*30#			
	格列奈类	瑞格列奈（诺和龙） 1mg*30#	促进胰岛素分泌剂，可改善早时相胰岛素分，作用快而作用时间较，餐前或餐时服即可，不易低血糖	主要用于控制餐后高血糖	
		那格列奈（唐瑞） 30mg*30#			
双胍类		二甲双胍（甲福明、格华止） 0.25*48#	抑制肝葡萄糖输出，改善外周组织对胰岛素的敏感性，增加对葡萄糖的摄取和利用，抑制糖原异生及分解，不增体重，延缓或改善糖尿病血管并发症	T2DM肥胖伴血脂异常、高血压、高胰岛素血症的一线药	不良反应：胃肠反应，过敏，乳酸性酸中毒。禁忌证：肾、肝、心、肺功能减退，高热、消瘦，严重代谢紊乱，大手术

续表

分 类	药 物	剂 量	药理作用	适应证	不良反应及禁忌证
αGS苷酶抑制剂（AGI）	阿卡波糖（拜糖平）	5～100mg，每日3次	抑制小肠黏膜α葡萄糖苷酶，延缓糖类吸收，降低餐后高血糖，单用不引起低血糖，与第一口饭同时服	T2DM伴餐后高血糖者的一线药	不良反应：胃肠道反应如腹胀、腹泻，排气增多。禁忌：肝肾功能异常慎用、儿童、孕妇、哺乳期妇女不用
	伏格列波糖	0.2mg，每日3次			
	米格列醇	50mg，每日3次			
胰岛素增效剂（格列酮、噻唑烷二酮类）（TZDs）	比格列酮（卡司平）	每片15mg 1次，每日15～30mg	减轻胰岛素抵抗，增强靶组织对胰岛素的敏感性，改善胰岛B细胞功能，可致体重增加，很少引起低血糖	T2DM的一线药	不良反应：水肿是较严重副作用，多数利尿剂无效，心衰慎用。不宜用于：孕妇、哺乳期妇女、儿童

素促泌和增敏双重功效，低血糖风险小，有效降糖的同时不会过度刺激胰岛B细胞。口服后，99.5%的药物成分与血浆蛋白结合，然后缓慢解离而发挥作用，这就是其安全长效的原因。每天1次，不受进餐影响，口服不能嚼碎，吸收快，安全长效，对心血管影响小，作用持续24h以上，属长效制剂。

磺脲类药物的特点：

不同制剂的磺脲类药物特点如下（表7-9）：

表 7-9 磺脲类药物的主要特点

名称		片剂量（mg）	剂量范围（mg/d）	每天服药次数	作用时间（h）	肾脏排泄（%）
第一代	甲苯磺丁脲(D860)	临床已不应用				
第二代	格列本脲（优降糖）	2.5～5	1.25～20	1～2	16～24	50
	格列吡嗪（迪沙）	5	2.5～30	1～2	12～24	89
	格列齐特（达美康）	80	40～240	1～2	12～24	80
	格列喹酮（糖适平）	30	30～180	1～2		5
第三代	格列美脲（亚莫利）	1	1～8	1	10～20	60

【作用机制】刺激胰岛 B 细胞分泌胰岛素，前提是机体尚存有 30% 以上有功能的胰岛 B 细胞。对胰岛 B 细胞的刺激效应在一定程度上还受血糖浓度的影响，就是所谓的"葡萄糖依赖作用"。糖尿病患者的胰岛功能都存在着不同程度的损伤，磺脲类药物又促使剩下的胰岛 B 细胞分泌更多的胰岛素，有如"鞭打病牛"，虽如此，目前还没有证据证明磺脲类药物会"促使胰岛 B 细胞功能更快衰竭"。

新一代降糖药格列美脲（大多数的学者把它称为"第三代"），有促胰岛素分泌和改善胰岛素抵抗作用，起效迅速、持久、高效、安全，且有较强的胰外降糖作用，在其他的磺脲类药物改服格列美脲时也不需要过渡，从小剂量开始即可。

【适应证】单药治疗主要选择应用于新诊断的非肥胖的 2 型糖尿病患者经饮食和运动治疗血糖仍控制不理想者。年龄＞40 岁、病程＜ 5 年、空腹血糖＜ 10mmol/L、胰岛自身抗体（GAD、ICA）阴性者对该类药物反应良好。随着病情进展，当胰岛 B 细胞功能几乎消失时，磺脲类（SUs）及所有促胰岛素分泌药均失效。

【禁忌证】1 型糖尿病、有严重并发症或晚期胰岛 B 细胞功能很差的 2 型糖尿病、孕妇、哺乳期妇女、大手术围手术期、全胰切除术后、对本药过敏者等。

【不良反应】①低血糖反应。常发生于 60 岁以上老年人、肝肾功能不全或营养不良者。②体重增加，可能与刺激胰岛素分泌增加有关。③皮肤过敏反应。④消化系统不适，如上腹不适、食欲减退等。

【临床应用】可根据此类药中的不同药物的各自特点用药，餐前半小时服药，从小剂量开始，酌情逐渐加大剂量，药量大时改为早、晚餐前 2 次服用，直到血糖控制满意时为止。磺脲类药物在小剂量时量效反应最好，而增到最大剂量时很少能起到进一步降低血糖的作用。不宜同时使用多种 SUs 药，也不宜与其他胰岛素促分泌剂合用。

加强磺脲类降糖药物降糖作用的药物有：解热镇痛药（如阿司匹林）、磺胺类药、其他如异烟肼等。

对抗磺脲类降糖药物降糖作用的药物有：肾上腺皮质激素、利尿药、雌激素、肾上腺素、去甲肾上腺素、麻黄碱等。

对于经济不富裕且年轻者，可首选格列本脲（优降糖）；经济条件较好或年龄较大者可选用格列吡嗪、格列齐特或格列美脲；合并肾功能不全者宜选用格列喹酮。

> **深度阅读**

口服降糖药的失效问题：主要指磺脲类药物失效。

原发性失效：初治的糖尿病患者，正规服用磺脲类药物，用至最大剂量达 1 个月以上，仍无法使血糖得到满意控制（一般指空腹血糖 > 11.1mmol/L，餐后 2h 血糖 > 14mmol/L）。这种情况占新诊断的 2 型糖尿病患者的 5%~10%，多见于确诊时间晚、胰岛 B 细胞功能已经衰竭的患者，同时缺乏有效的饮食控制。

继发性失效：患者在服药初期（数月到数年）血糖可以得到满意的控制，但是随着时间的推移，疗效越来越差，即使将口服药加至最大允许剂量，血糖仍得不到理想的控制（空腹血糖 > 10mmol/L）。应用磺脲类药物治疗 5 年，有 30%~40% 的患者发生继发性失效。

继发性降糖药物失效的主要原因：

①糖尿病的自然病程而致。长期高血糖对胰岛 B 细胞的毒性作用以及磺脲类药物对胰岛 B 细胞的过度刺激，随着病情的进展，残存的胰岛 B 细胞越来越少，分泌功能逐渐丧失直至完全衰竭，上述药理作用失去支撑，降糖效果越来越差，甚至消失，这是磺脲类药物失效的主要原因。②胰岛素抵抗是另一个重要原因，在肥胖的 2 型糖尿病患者中尤其明显。③饮食、运动等不能很好地配合，腹泻，药物吸收不良，药物用法不当，应激等。④糖尿病的并发症也可造成药物作用减弱。

一旦发现磺脲类药物失效，应积极寻找原因，进行对因治疗，及时选用其他类药物治疗。当出现磺脲类药物失效时，绝不能改用或加用另一种磺脲类药物，更不能原药加量应用，要与不同作用机制的药物联合应用，及时改用胰岛素治疗，迅速控制血糖，减轻高血糖的毒性作用，有利于保护残存的胰岛功能和延缓磺脲类药物失效。

（二）氯茴苯酸类（meglitinides，格列奈类）

此类药物作用于胰岛 B 细胞膜上的 K_{ATP}，但结合位点与 SUs 不同，是一类快速作用的胰岛素促分泌剂，改善早时相胰岛素分泌。降糖作用快而短，起效时间不到 30min，维持 4h，主要用于控制一餐饭后的血糖，故称之为餐时血糖调节剂。它促进胰岛素分泌作用，具有葡萄糖依赖性，空腹和两餐之间不刺激胰岛素分泌，故低血糖发生率低，安全，也不增加体重。磺脲类降糖药失效，改用格列奈类药物仍然有效。由于经肝脏代谢，肾功能不全的患者仍可以安全使用。主要包括：①瑞格列奈（Repaglinide，如诺和龙、孚来迪）：不进入细胞内，不抑制细胞内蛋白质合成，不引起胰岛 B 细胞的功能衰竭。每次 0.5～4mg，每日 12mg；②那格列奈（Nateglinide，如糖力、糖瑞）：能模拟正常人胰岛素分泌的生理模式，使糖尿病患者缺失的第一时相分泌有一定的重新恢复作用。低血糖风险较低。每次 60～120mg，每日 180～540mg，最佳剂量为每次 120mg，每日 3 次。

【适应证】2 型糖尿病早期餐后高血糖阶段或以餐后高血糖为主的老年患者。

【禁忌证】同磺脲类。

（三）双胍类（biguanides）

1918年，科学家从French Lilac中成功地提取了胍类物质，因肝毒性太大，未能用于临床。1922年爱尔兰科学家将紫丁香中具有降糖作用的成分二甲双胍首次合成成功。1957年由百时美施贵宝（BMS）生产的二甲双胍在法国获准用于临床，命名为格华止。2005年，国际糖联（IDF）全球2型糖尿病治疗指南推荐二甲双胍作为2型糖尿病的一线药物。

【作用机制】抑制肝葡萄糖输出，改善外周组织对胰岛素的敏感性，增加外周组织对葡萄糖的利用，尤其是肌肉组织。单独用药极少引起低血糖，不增加体重。阻断IGT向2型糖尿病转化，可能有延缓或改善糖尿病血管并发症的作用。可减肥、调脂、降压，新近报道能降低胰腺癌的风险。

> **深度阅读**
>
> 双胍类药主要有苯乙双胍（降糖灵）和二甲双胍，苯乙双胍因其发生乳酸中毒的副作用大，现已少用。
>
> 二甲双胍作为双胍类的代表药，自1957年正式投入市场用于治疗2型糖尿病以来，经过多年的临床应用，已证实其有效性和安全性。主要作用部位在肝脏。由于价格低廉，深受广大糖尿病患者的青睐。市场销售的格华止、君力达、甲富明和美迪康等的有效成分均为二甲双胍。
>
> 二甲双胍的有效剂量为每天500mg，最佳剂量为2 000mg，最大剂量不超过2 500～3 000mg。目前市面上有3种剂型：普

通片、缓释片、肠溶胶囊。其中，二甲双胍缓释片（我国一生产企业与加拿大多伦多药物研究所合作，采用德国进口原料研制生产，采用双层亲水性凝胶缓释技术，药物进入肠道后，表面会形成凝胶层，使其胃肠滞留时间延长，药物通过凝胶层缓慢释放）1片可维持24h，与二甲双胍速释片相比，其成本效果比（治疗费用/平均糖化血红蛋白）更低，降糖更经济，且患者的依从性好。

【适应证】①2型糖尿病，尤其是无明显消瘦的患者以及伴血脂异常、高血压或高胰岛素血症患者的一线药物；②葡萄糖耐量受损（IGT）者干预的主要药物；③针对1型糖尿病，与胰岛素合用，减少胰岛素用量和血糖波动。

【禁忌证】

（1）肾、肝、心、肺功能衰退以及高热患者禁用，慢性营养不良、消瘦者不宜用。要特别指出，双胍类药物并不伤肾，仅仅是在肾功能不全时才需停用，当然对于年龄超过80岁的高龄患者通常避用。

（2）1型糖尿病患者。

（3）2型糖尿病合并急性严重代谢紊乱、严重感染、外伤、大手术、孕妇和哺乳期妇女等。

（4）对本药过敏或有严重不良反应者。

（5）酗酒且肌酐清除率＜60ml/min时不用。

【不良反应】

（1）消化道反应。

（2）皮肤过敏。

（3）虽然极少引起乳酸性酸中毒，但老年患者肝、肾、心、肺功能不好及缺氧等时易引起。

（4）长期应用可以引起维生素 B_{12} 缺乏。

（四）噻唑烷二酮类（thiazolidinediones,TZDs）

可以在细胞核水平对血糖控制相关的多种激素进行调节。为高选择性过氧化物酶体增殖激活受体-γ（PPAR-γ）激动剂，激活位于胰岛素作用关键靶组织（如脂肪组织、骨骼肌和肝脏等部位）的PPAR-γ核受体而起作用，PPAR-γ是一种调节基因转录的因子，被激活后调控与胰岛素效应有关的多种糖代谢基因的转录，诱导调节糖、脂代谢的相关蛋白的表达，主要刺激外周组织葡萄糖代谢降低血糖，对心血管系统、肾有保护作用。可增加胰岛素的敏感性，明显减轻胰岛素抵抗，使胰岛素作用放大，被称为胰岛素增敏剂。此类药物是目前惟一能针对 2 型糖尿病病因治疗的药物，还可以改善胰岛 B 细胞功能，延长胰岛 B 细胞寿命。近来研究发现还有抗炎、抗氧化及降低血压作用。

主要包括：①罗格列酮（Rosiglitazone，如文迪雅）每日 4～8mg，每日 1 次或分 2 次口服。单独应用，每日 4mg，持续 26 周。国产的（如艾汀）价格较进口的便宜很多。②吡格列酮（Pioglitazone，如瑞彤、卡司平）每日 15～30mg，每日 1 次口服。1999 年在美国上市，我国 2001 年正式上市。

深度阅读

1982 年 10 月，日本科学家发现了直接解除胰岛素抵抗的物质，20世纪80年代初研制成功，第一个用于临床治疗2型糖尿病的胰岛素增敏剂——曲格列酮因其严重的肝毒性而于2000年淘汰。此类药物服用半个月至一个月才会达到最佳的降糖效果。

罗格列酮，1999年6月在美国首次上市，2000年进入我国市场。2010年9月，因存在发生心血管事件的风险，美国限制使用、法国停用、德国近期宣布新诊断的糖尿病不用，我国正组织专家评估。

最近有证据提示吡格列酮可能会增加膀胱癌的发生风险，因而在法国和德国已被撤市，FDA强调吡格列酮在监测膀胱癌的基础上应用。

【适应证】尤其适用于肥胖、胰岛素抵抗明显者，单独服用很少发生低血糖。本类药物可在糖尿病的各个阶段使用。

【禁忌证】1型糖尿病、孕妇、哺乳期妇女和儿童，2级以上心功能不全患者禁用。

【不良反应】主要为水肿、体重增加。

(五) 葡萄糖苷酶抑制剂 (AGI)

葡萄糖苷酶抑制剂，又称α糖苷酶抑制剂，由德国拜尔公司研制成功。更适合于以糖类为主的饮食结构的我国糖尿病患者。

【作用机制】食物中淀粉、糊精和双糖的吸收需要小肠黏膜刷状缘的α葡萄糖苷酶，AGI抑制这一酶类延迟糖类吸收而降低餐后高血糖。作用的前提是饮食成分中有50%或以上的糖类。主要药物有：

（1）阿卡波糖［Acarbose，如拜糖平（德国产）］：主要抑制α淀粉酶。每次50～100mg，每日3次，与第一口饭同服才有效，不能用水将药物吞服。我国已于2002年8月批准拜糖平为治疗IGT的药物。

（2）伏格列波糖［Voglibose，如倍欣（日本武田生产）］：主要抑制麦芽糖酶和蔗糖酶，一般在饮食治疗和运动治疗的基础上，空腹血糖＞7.8mmol/L和（或）餐后2h血糖＞11.1mmol/L时使用，每次0.2mg，每日3次，进食第一口食物时服用。服用2～3个月无效应换药，餐后血糖＜8.9mmol/L停药。

（3）米格列醇（Miglitol）：是新一代的强效α葡萄糖苷酶抑制剂，无肝脏毒性，对心肌有保护作用，为蔗糖酶高效抑制剂，主要延缓单糖在肠道的吸收，老年人、肝肾功能轻度受损患者无需调节剂量。每次50mg，每日3次。进食第一口食物时服用。

【适应证】空腹血糖正常或不太高而餐后血糖高的患者。

【禁忌证】有胃肠功能紊乱者、孕妇、哺乳期妇女和儿童。

【不良反应】因为结肠部位未被吸收的糖类经细菌发酵后导致腹胀、排气增多或腹泻等胃肠反应。

四、胰岛素的分类和应用

胰岛素的发现是医学史上伟大的里程碑，目前尚无任何药物可以代替胰岛素的作用。

> **深度阅读**

1869年，德国解剖学家Paul Langerhana在研究胰腺结构时首先发现了胰岛，但不知其功能。德国科学家Oskar Minkowski于1889年在切除胰腺的狗身上发现了糖尿病。1909年和1917年De Mayer和Shapey-Schaffer分别提出糖尿病与胰岛的关系。1921年加拿大学者班廷（Frederick Banting）在他的老师——多伦多大学麦克劳德（J.J.R Macleod）教授的鼎力帮助和贝斯特（Charles Best）以及Collic协助下发现了胰岛素，第二年用于糖尿病的临床治疗。1922年1月1日历史上第一例在加拿大多伦多接受胰岛素注射治疗的是濒死的14岁男孩、1型糖尿病患者汤姆森（Leonard Thompson），存活到27岁。

1923年班廷和麦克劳德都获得了诺贝尔奖，助手贝斯特没有机会获奖，但功不可没，引起班廷对诺贝尔奖委员会的不满，宣布将自己奖金的一半分给贝斯特，麦克劳德也宣布分一半给Collic，成为医学史上的佳话。胰岛素的专利权以"1元钱"的价格转交给多伦多大学。不幸的是，1923年因飞机失事，年仅50岁的班廷遇难。

世界卫生组织（WHO）和国际糖尿病联盟（IDF）于1991年共同发起，定于每年的11月14日（Frederick Banting的生日）这一天为"世界糖尿病日"，2006年联合国决定从2007年起更名为"联合国糖尿病日"。

其实，最早发现胰岛素的是罗马尼亚科学家保列斯库，阴差阳错的是，1923年颁给发现胰岛素的诺贝尔奖得主却是比保列斯库发现胰岛素晚半年的班廷，原因是诺贝尔奖评委在评奖前并不了解保列斯库的工作。

早年，从动物胰腺中提取的胰岛素叫无定型胰岛素，很不纯净，有效胰岛素含量低，50头牛的胰腺才能制成1g纯胰岛素，过敏反应极为常见且很严重，有时不得不被迫停用。后来发现有锌存在的条件下，胰岛素很容易结晶，便产生了结晶胰岛素，比无定型胰岛素纯度和疗效都提高了，有了很大的进步。

随着对胰岛素的研究不断深入，胰岛素制剂有三大飞跃式的进步。第一是动物胰岛素，吹响了拯救糖尿病患者生命的号角；第二是人胰岛素，使更多的糖尿病患者的生命得以延长；第三是胰岛素类似物，不断完善胰岛素的生理模式，大大地提高了糖尿病患者的生活质量。

当今，全球胰岛素市场基本由丹麦诺和诺德公司、美国礼来公司和德法合资的赛诺菲—安万特公司所垄断，三大巨头胰岛素销售总额占全球90%以上，中国市场主要由诺和诺德和礼来公司占据。吉林通化东宝是我国胰岛素产业的主导企业，拥有全系列重组人胰岛素产品（如甘舒霖R和N以及30R），江苏徐州万邦公司和上海第一生化等几家民族企业以生产动物胰岛素为主业，他们的产品以价格优势占领低端市场，如江苏徐州的万苏林以其低价位受到经济条件不太好的患者的青睐。

（一）胰岛素的分类

胰岛素种类繁多，目前多按作用时间、分子结构及纯度等分类。

1. 根据作用时间分类

是指据使用胰岛素后开始发挥作用的时间、作用高峰出现的时间及效力持续时间的一种分类。

(1) 短(速)效胰岛素或正规胰岛素:最常用的一种普通胰岛素,制剂中不含鱼精蛋白,外观透明。它的主要特点是:起效快、浓度大、单位时间内降糖效果强,可供皮下、肌内、静脉注射(惟一能用作静脉注射的胰岛素,可用于抢救DKA),短效胰岛素起效时间为20～30min,作用高峰为2～4h,持续时间6～8h。速效胰岛素起效时间为15min,作用高峰为30～60min,持续时间2～5h。

主要用于控制当餐后的高血糖、初治阶段、糖尿病酮症酸中毒的抢救。也常配合中、长效胰岛素实施强化治疗,以及与口服降糖药配合使用。

国产的有甘舒霖R、徐州产的普通胰岛素(又叫中性胰岛素);进口的有诺和灵R和优泌林R。

(2) 中效胰岛素:即低精蛋白锌胰岛素,含鱼精蛋白。胰岛素:鱼精蛋白=1:1,外观呈毛玻璃样。因为同样数量的胰岛素被缓慢分散吸收,所以血液浓度低,持续时间长,单位时间内降糖效果较短也较差。可供皮下、肌内注射,起效时间为1～3h,作用高峰6～12h,持续时间为18～26h。

主要用于补充基础胰岛素,控制两餐的血糖且以第二餐为主。常与短(速)效类胰岛素制成预混胰岛素,用时各自发挥其短、中效作用,用于控制下一餐的餐后血糖,这样就可以减少一次胰岛素的注射。

每日1～2次注射,治疗病情较轻的糖尿病或与口服降糖药配合治疗餐后高血糖等。中效胰岛素应在睡前（通常晚上10点左右）注射6～12U，可以降低黎明高血糖，避免夜间低血糖，又可以很好地控制第二天晨起空腹血糖。

国产的有甘舒霖N，进口的有诺和灵N和优泌林N。

（3）长效胰岛素：精蛋白锌胰岛素，含过量鱼精蛋白，胰岛素：鱼精蛋白=1:1.5～2，外观不透明。长效胰岛素无明显作用高峰，单位时间内降糖效果更差。在与短效胰岛素合用时每单位可结合0.5～1U的短效胰岛素形成中效胰岛素，起效时间3～8h，作用高峰时间14～24h，持续时间为28～36h。

主要用于提供基础胰岛素水平，常与短效胰岛素联合实施强化治疗，很少单独使用。对于有黎明现象者，可在晚餐前注射2～4U，能很好地控制清晨高血糖。

（4）预混胰岛素：为了适应进一步需要，将胰岛素中的短效制剂和中效制剂（R和N）按不同比例混合，产生作用时间介于两者之间的预混胰岛素。

国产的有甘舒霖30R；进口的有诺和灵30R（30R:70N）和优泌林70/30（30R:70N）。其中的短效胰岛素主要用于控制餐后血糖，中效胰岛素主要用于控制下一餐餐后血糖或补充基础胰岛素。

预混胰岛素主要适用于以空腹血糖升高为主的糖尿病患者。

2. 根据分子结构分类

（1）动物胰岛素：

① 牛胰岛素：从牛的胰腺中提取，疗效较差，杂质较重组人胰岛素多，易发生过敏反应、胰岛素抵抗，已停止生产。

② 猪胰岛素：自猪胰腺提取，分子结构中仅有一个氨基酸与人

胰岛素不同,它与人胰岛素结构最接近,所以疗效较高,抗原性较低,疗效比牛胰岛素好,副作用比牛胰岛素少。国产的多属猪胰岛素。优点是价格便宜,发生免疫反应影响治疗的情况少见。

(2)人胰岛素:并非从人的胰腺中提取,它是通过基因工程DNA技术生产,把猪胰岛素分子中与人胰岛素不同的氨基酸换成与人胰岛素相同的氨基酸转化而来,纯度更高(>99.9%),利用率高,不良反应更少,但价格昂贵。目前,人胰岛素制剂多是利用基因重组技术人工合成,但价格也贵。国产少量,如甘舒霖;进口均为人胰岛素,多为美国生产(如优泌林)、丹麦生产(如诺和灵),三种制剂差别很少,可以互换。

(3)胰岛素类似物:胰岛素类似物指氨基酸序列与人胰岛素不同,功能、作用与人胰岛素相似的分子,但仍能与胰岛素受体结合,还保证了生物活性,就变成了一个作用比普通胰岛素更快更好的药物,因此,胰岛素类似物并非真正意义上的胰岛素。比如诺和诺德公司生产的诺和锐以及诺和锐30。

目前,胰岛素类似物诺和锐及诺和锐30还发展了多元化的注射方式,有装笔芯的,还有一次性特充的。笔芯可以更换,方便了患者使用,也给患者减轻了负担。临床应用表明,诺和锐及诺和锐30预混胰岛素类似物是非常好的药物。目前已有多种不同氨基酸序列及作用特性的胰岛素类似物,可提供更符合临床需要的速效及长效两种制剂。目前国内有:

①速效胰岛素类似物:皮下注射后吸收快,通常15min起效,30~60min达峰,持续2~5h。可于进餐前注射,起效快,达峰快,作用时间短,很少引起下一餐前的低血糖,更符合进餐时的生

理要求。主要有两种：美国礼来公司生产的赖脯胰岛素（优泌乐，lispro）及丹麦生产的门冬胰岛素（诺和锐）。

② 长效胰岛素类似物：提供的基础胰岛素水平较稳定，血糖控制较好。

有甘精胰岛素（来得时）及地特胰岛素（Insulin Detemir，诺和平，商品名 Levemir）。长效胰岛素类似物甘精胰岛素（来得时）更适合老年 2 型糖尿病患者。

③ 预混胰岛素类似物（双时相胰岛素类似物）：既有速效特征，又有中长效的特点，如预混胰岛素类似物双时相门冬胰岛素 30（含 30% 的门冬胰岛素和 70% 的精蛋白门冬胰岛素）。

3. 根据胰岛素纯度分类

（1）普通胰岛素：含胰岛素原杂质较多，故抗原性强，易产生抗体，使其效果降低，较易产生过敏反应，国产多属此类。

只有正规胰岛素可以静脉注射或静脉滴注，其余各类胰岛素仅供皮下或肌内注射，不能静脉注射或静脉滴注。正规胰岛素近年已制成中性（$pH = 7.2 \sim 7.4$），可与任何其他胰岛素混合使用，以便调整其作用时间，灵活使用。

（2）单峰胰岛素：系普通胰岛素纯化而成，由于杂质明显减少，故抗原性降低，不良反应减轻。徐州制药厂从国外引进生产线已能生产，故不从国外进口。

（3）单组分胰岛素：是将单峰胰岛素再进一步纯化，胰岛素含量超过 99%。如国产甘舒霖、丹麦产诺和灵、美国产优泌乐，均属此类。

近年来生产的高纯度胰岛素，其反应较少，作用较强。另外，高纯度胰岛素制剂中不含胰岛素原、胰多肽、舒血管肠肽及生长抑素等激素及其他蛋白质，故使注射处皮下脂肪萎缩、胰岛素注射后皮肤过敏反应与胰岛素抗体的发生机会明显减少。

理想的胰岛素制剂应该是注射后既能提供覆盖全天 24h 的基础胰岛素，又能在餐后提供胰岛素的补充，无明显峰值，避免空腹和餐前低血糖。更好的达标率、更少的低血糖事件、更加灵活的注射时间及给药方式已经成为新一代胰岛素制剂的必须条件。

各种胰岛素的药代动力学特点如下（表 7-10）：

表 7-10 各种胰岛素的药代动力学特点

胰岛素类型	名称	作用特点	皮下注射作用时间（h）		
			起效时间	达峰时间	持续时间
速效（超短效）	赖脯胰岛素（优泌乐）	餐后高血糖，可餐前即刻注射	0.25	1～2	3.5～4
	门冬胰岛素（诺和锐笔芯、特充）		0.25	1～3	3～5
短效	正规（中性、普通）胰岛素（RI）	餐后血糖稍高者较速效稍慢，作用时间稍长	0.5～1	2～4	5～7
	生物合成人胰岛素（诺和灵 R，笔芯）		0.5	1～3	5～8
	生物合成人胰岛素（优泌林 R，笔芯）		0.5	2～4	5～8
	甘舒霖 R				

续表

胰岛素类型	名称	作用特点	皮下注射作用时间（h）		
			起效时间	达峰时间	持续时间
中效	低精蛋白锌人胰岛素（诺和灵N）	补充基础胰岛素，控制下一餐餐后血糖	1～4	4～12	18～24
	低精蛋白锌人胰岛素（优泌林N）		1～4	4～12	18～24
长效	精蛋白锌胰岛素（PZI）	补充基础胰岛素，可固定每日任何时间注射	3～4	12～24	25～36
	甘精胰岛素（来得时，德国产，特充型，笔加芯）		2～3	无峰	>30
	地特胰岛素（Insulin Detemir，诺和平）		2～3	无峰	>24
预混（双时相）	低精蛋白锌人胰岛素（诺和灵30R）	既可解决餐后高血糖，又有中效胰岛素延长血糖控制时间	0.5	2～8	24
	低精蛋白锌人胰岛素（诺和灵50R）		0.5	2～8	24
	低精蛋白锌人胰岛素（优泌林70/30）		0.5	2～8	16～24
	精蛋白门冬胰岛素（诺和锐30R）		0.25	1～4	14～24
	精蛋白门冬胰岛素（优泌乐25R）		0.25	1～4	14～24

（二）胰岛素的适应证

1. 1型糖尿病。

2. DKA、高血糖高渗状态和乳酸性酸中毒伴高血糖。

3. 各种严重的糖尿病急性或慢性并发症。

4. 手术、妊娠和分娩。

5. HbA1c ＞ 9.0%（2005 年国际糖联提出）。

6. 2 型糖尿病胰岛 B 细胞功能明显减退者，口服降糖药失效，尤其是发病初期血糖较高者或者体重明显下降至消瘦者。

总之，糖尿病患者在急性应激时，如重症感染、急性心肌梗死、脑卒中或急诊手术等容易使代谢紊乱，使病情迅速恶化，不论何种类型，均应果断适当使用胰岛素以度过急性期。急性期血糖控制好坏与急性并发症的预后密切相关。

新诊断的 2 型糖尿病患者的胰岛素应用问题：新诊断的 2 型糖尿病患者除了特别肥胖、高胰岛素血症和严重胰岛素抵抗者需先行减肥、用胰岛素增敏剂治疗外，下述情况都应及时使用胰岛素治疗：①凡经饮食与运动治疗 1 个月血糖不达标，如果加药和换药还不能使血糖达标者；②体重正常或偏轻，用小剂量磺脲类药物治疗 1 个月无效者；③糖化血红蛋白＞8% 者；④合并有眼、肾、肝及神经系统病变者；⑤空腹血糖超过 12.0mmol/L 者；⑥对于新诊断的并与 1 型糖尿病难以区别者；⑦2 型糖尿病经过最大剂量口服降糖药物治疗后，糖化血红蛋白仍≥ 7.0% 者。

（三）胰岛素的应用

胰岛素使用原则：早用，尽快达标；适量，尽可能避免高胰岛素血症。胰岛素治疗应力求模拟生理性胰岛素分泌模式。尽量使用人胰岛素，老年宜选用短效或超短效胰岛素。

胰岛素使用方法：胰岛素治疗应根据患者病型、病情、年龄、胖瘦、肝肾功能、身体状况、生活方式、作息规律、活动情况、自我管理能力及治疗目标而定，酌情实行个体化治疗，治疗期间应加强监测，不能随意停用。胰岛素治疗成败的关键在于"晨"，只有空腹血糖控制好了，全天的血糖才可能控制良好而平稳。

1. 空腹血糖高

（1）空腹血糖不很高：

① 每天1次长效胰岛素类似物：每晚（或早上）1次，有效控制全天24h的基础血糖。

② 每天2次中效胰岛素：中效胰岛素作用时间是12h，若在胰岛功能损害较轻，夜间不进食的情况下，空腹血糖控制较好，仅白天三餐后的血糖较高，可于早餐前注射1次中效胰岛素。

若白天血糖控制较好，仅空腹血糖高，常见于肥胖、晚餐进食过多和发生黎明现象的患者，可在睡前注射1次中效胰岛素。因睡前中效胰岛素的高峰正好出现在早餐前，对清晨空腹血糖较好，剂量为0.2U/kg。

③ 睡前1次中效胰岛素＋白天口服降糖药：血糖不很高的糖尿病患者，睡前1次中效胰岛素，对抗胰岛素抵抗引起的清晨高血糖；白天3次口服双胍类降糖药，同时降脂、降体重。

（2）空腹血糖较高：常见于两种情况：黎明现象和苏木杰现象。

① 黎明现象：胰岛素用量不足所致。

增加睡前中效胰岛素或长效、超长效胰岛素类似物，或在无禁忌的情况下加用二甲双胍。可以晚一些睡觉。

② 苏木杰现象（Somogyi效应）：系胰岛素用量过多所致。

应减少睡前胰岛素用量。因为在夜间曾有低血糖,在睡眠中未被察觉,导致体内胰岛素拮抗激素分泌增加,继而发生低血糖后的反跳性高血糖("低后高")现象。鉴别上述两者的最好方法是测一次凌晨3点的血糖,如果血糖≥4.0mmol/L表示胰岛素用量不足,为黎明现象;如果<4.0mmol/L,表示胰岛素过量,是苏木杰现象(用"苏三黎四"帮助记忆)。

另外,如果不能判断胰岛素是过多还是过少时,宜先减少胰岛素用量治疗。

"黄昏现象":糖尿病患者常因基础胰岛素分泌减少或消失,有时出现晚餐前血糖高于午餐后2h血糖(高出1.0～2.0mmol/L),并且血糖常常难以控制,由于在傍晚时出现高血糖,故称"黄昏现象"。可以采用:①将午餐分两次吃,血糖可能得到控制;②午餐后2h进行运动30～60min,如每分钟步行100步为一个运动单元,可消耗热量80～100cal,降低血糖1.0～2.0mmol/L;③早晚餐前用磺脲类降糖药,早餐前注射1次中效胰岛素,或将胰岛素改为早餐前用短效,中午用诺和灵30R,晚饭前用短效或口服降糖药,根据血糖情况,晚餐前的胰岛素可提前1～2h注射;④午睡不好也可引起"黄昏现象",注意调整,必要时加服安定类药物以消除精神紧张。

(3)空腹血糖高——基础胰岛素:长效胰岛素类似物接近理想的基础胰岛素要求(如甘精胰岛素、地特胰岛素)。

(4)空腹血糖很高——每天3次短效胰岛素:优点是可根据餐前血糖和进食量调整胰岛素用量;缺点是夜间和清晨高血糖不易控制。早中餐前用短效、晚餐前用诺和灵30R,适合于一天2次用诺和灵30R血糖控制不好者。诺和灵30R控制晚餐后和夜间的血糖比较符合生理要求。

2. 餐后血糖高

（1）餐后血糖较高：增加餐前短效或超短效胰岛素量。

（2）餐后血糖高：首选速效胰岛素类似物（如优泌乐）。

3. 空腹和餐后血糖高

（1）空腹和餐后血糖轻度增高：每天 2 次（早、晚）中效胰岛素＋拜糖平。若使用后空腹血糖控制较好，而餐后血糖仍高者，可改用诺和灵 30R，每日 2 次。

（2）空腹和餐后血糖高（以餐后增高为主）：每天 2 次预混胰岛素（诺和灵 30R/50R）。

优点：人胰岛素，吸收好，作用强，可根据血糖高低增减 R 的比例。

缺点：有时中餐血糖不易控制，需加用一次口服降糖药。

（3）生活干预＋口服降糖药空腹和餐后血糖不达标：长效胰岛素，如甘精胰岛素每日 20～30U。

4. 其他情况

（1）空腹血糖大致正常,餐后血糖高,则三餐前注射短效胰岛素。

（2）空腹血糖较好,餐后血糖较高,则餐前注射一次中效胰岛素。

（3）口服降糖药治疗失败改用胰岛素治疗，可分三步进行：

①第一步：白天原口服降糖药＋睡前胰岛素（中效或长效）。

适用：糖化血红蛋白＜8.5%，自身有一定胰岛素分泌功能。仅使用基础胰岛素治疗时，不必停用胰岛素促分泌剂。

方法：除继续用口服降糖药外，睡前注射胰岛素，0.2U/kg 或每天 10U 或是据空腹血糖的数值（如空腹血糖为 12mmol/L，就用 12U）。能有效降低空腹血糖，长效胰岛素无峰值，不能控制餐后血糖。

② 第二步（口服＋基础胰岛素治疗失败者）：每天早晚两次预混胰岛素（70/30 或 50/50）。

每日 2 次预混胰岛素，可以使患者三餐和夜间的血糖基本得到控制，还可以用 α 葡萄糖苷酶抑制剂控制餐后血糖。

③ 第三步（胰岛素强化治疗）：三餐前分别注射短效，睡前注射长效胰岛素。能模拟生理性胰岛素的分泌，从而使血糖控制完全达标。

（4）在饮食、运动及口服药基础上，糖化血红蛋白较高，应每日 3 次预混类似物。停用胰岛素促泌剂选用预混人胰岛素或预混胰岛素类似物。饮食配合要到位，否则容易导致医源性低血糖。方法：一般 $0.4 \sim 0.6$ U/kg，按 1:1 分配到早餐前和晚餐前。

> **深度阅读**
>
> 预混胰岛素一般只于早餐前和晚餐前注射，比较适合欧美国家的糖尿病患者，因为第一，他们在胰岛功能比较好的情况下就开始用胰岛素，中午自身分泌的胰岛素尚可控制中餐后血糖；第二，他们的生活习惯是早晚餐吃得比较多，而中餐吃得少。而中国的患者使用胰岛素比较晚，到胰岛功能比较差或接近衰竭时才勉强用，而且中国人是中餐吃得多，早上是吃"早点"，晚上旧时称吃"点心"。

（5）老年患者、晚期严重并发症者不宜使用胰岛素。

（6）胰岛 B 细胞功能极差的患者，比照 T1DM 治疗方案治疗。

(7) 胰岛素抵抗引起的清晨血糖高宜每天 1 次（睡前）中效胰岛素 + 口服降糖药。

(8) 早期使用胰岛素方案

① 空腹血糖在 7mmol/L 左右，餐后 2h 血糖在 11mmol/L 左右，可用甘精胰岛素（来得时）每天定时注射 1 次，从 8U 开始，依据血糖水平 3～5 天调整一次，也可与二甲双胍或罗格列酮联用。

② 空腹血糖在 7～10mmol/L，餐后 2h 血糖在 11～14mmol/L，可用诺和灵 30R 早晚两餐前注射，每日用量按空腹血糖 mmol/L×1.8 计算，作为初始剂量，早 3/5、晚 2/5，以后依据血糖调节。

(9) 胰岛素的基础治疗是指在口服降糖药无法理想控制血糖的情况下，及时启动基础胰岛素治疗，理想的基础胰岛素应该平稳、无峰、作用时间长、皮下的吸收变异小。要积极调整剂量实现空腹血糖正常化。甘精胰岛素模拟生理性基础胰岛素分泌且无峰值，是比较理想的基础胰岛素。如果还不能理想地控制血糖和糖化血红蛋白，再加用餐时胰岛素治疗。原则：

① 遵循"治疗达标"原则。

② 胰岛素治疗应尽可能恢复生理性胰岛素分泌模式。

③ 胰岛素治疗方案应简便易行，克服传统方案的复杂性。

④ 正确掌握开始胰岛素治疗的时机。

⑤ 选择适当的胰岛素制剂和方案，最大限度地避免低血糖。

(10) 胰岛素强化治疗是指每日多次的胰岛素治疗，使患者高血糖在较短的时间内控制在正常范围。

宗旨：短期、有效、安全、经济。

控制目标：空腹血糖 4.4～6.1mmol/L，餐后 2h 血糖 < 10.0mmol/L，

清晨无低血糖发生，糖化血红蛋白＜6.5%。要求每天4次（餐前加睡前）皮下注射胰岛素，CSII（持续皮下胰岛素输注）和MDI（每日多次胰岛素注射）是胰岛素强化治疗行之有效的方法。

适合：①初诊重症2型糖尿病患者；②2型糖尿病患者病程＜5年，尤其是消瘦者；③超重或肥胖的2型糖尿病患者；④空腹血糖＞11.1mmol/L者；⑤尚未正规治疗的病例。对于初发、年轻、没有心血管并发症的患者更为适合。

选择：基础－餐时胰岛素、预混胰岛素类似物强化治疗。

> 专家提示

（1）为了便于调节胰岛素剂量，开始治疗时全部用短效胰岛素，剂量稳定后可以改为预混胰岛素每日2次注射。

（2）初发没有明显肥胖的2型糖尿病强化治疗时，一般空腹血糖＞11.1mmol/L，可以选择短期胰岛素治疗，全天胰岛素0.6U/kg，治疗周期2～4周。

（3）采用强化胰岛素治疗方案后，有时早上空腹血糖仍然较高，可能是由于夜间胰岛素作用不足；每日胰岛素注射＞2次，考虑停用胰岛素促分泌剂。

早期强化治疗可以减少各种并发症发生的风险。有助于改善胰岛素抵抗与胰岛B细胞功能。

2011年2月，美国医师协会指南不推荐胰岛素强化治疗，因为强化治疗不仅不能改变糖尿病预后，反而使严重低血糖的发生风险增加6倍。

（11）胰岛素替代治疗适应证：①胰岛功能完全衰竭、口服降糖药失效；② T2DM 诊断时血糖较高，特别是体重明显减轻的患者；③难以分型的消瘦的糖尿病患者。

方法：主要依靠胰岛素来控制血糖。T2DM 在应用胰岛素补充治疗过程中，当每日胰岛素剂量接近 50U 时，可停用胰岛素促泌剂改成胰岛素替代治疗。于早、晚餐前注射预混胰岛素，三餐前注射短效胰岛素，睡前（或早晚餐前）注射中效胰岛素。

（12）2 型糖尿病应用胰岛素泵治疗，有下面几种指征：

①初诊的 2 型糖尿病患者，症状明显、体重减轻明显、血糖在 15～20mmol/L 以上，无酮症。

②病程长、口服降糖药效果差或继发性失效，血糖升高明显。

③已用胰岛素治疗或胰岛素强化治疗效果不佳者。

④2 型糖尿病患者出现酮症。

（四）胰岛素初始剂量的确定

胰岛素治疗满意的血糖应控制在：空腹 4.4～6.1mmol/L，餐后 4～10 mmol/L。

胰岛素的用量：应参照空腹、餐后 2h、睡前、凌晨 3 点血糖水平，胰岛 B 细胞功能缺陷程度，饮食和运动状况等决定用量。如果把握不准，也可以酌情先给一定的安全量，剂量宜小，然后循序渐进地调整。一般说来，每日胰岛素需要量在 20U 以下，叫小剂量，胰岛素用量超过 80U，就算是大剂量了。较胖的人注射胰岛素用量要多一些，反之要少一些。

初用胰岛素，宜用短效胰岛素，均应从小剂量（0.3～0.6U/kg）开始，再逐步加量。每隔 3～5 天调整一次，每次增减 2～4U

为宜，直至达到血糖控制目标为止。每日调整幅度为 2～8U，不宜同时调整三餐前剂量。

选择 30R 还是 50R：大多数均可适用诺和灵 30R。若患者需要的基础胰岛素较少，需要控制餐后血糖，则可选诺和灵 50R。

- 初始剂量可用下列方法计算：每日胰岛素量＝0.4U×体重（kg）或空腹血糖数（mmol/L）×1.8，一般每日 12～24U 开始（不超过 30U/d）。
- 因劳动需多吃 1 两（50g）主食，则需增加胰岛素 2.5U（一般 1U 的胰岛素可降低 20g 主食所升高的血糖）。
- 一般每增加 1～2U 的胰岛素能使血糖降低 2.7mmol/L 左右。
- 口服降糖药（如磺脲类优降糖）改用胰岛素治疗：胰岛素每日用量（U）＝每日磺脲类药片数×5。
- 1U 动物胰岛素降糖效果相当于人胰岛素 0.8U。就是说，由动物胰岛素换成人胰岛素时，剂量要相应减少 15%～20%。
- 空腹血糖＞7.0mmol/L 后，血糖每增加 1mmol/L，胰岛素增加 1.4U；餐后血糖＞10mmol/L，血糖每增加 2mmol/L，追加胰岛素 1U。
- 尿糖 1 个（＋）增加胰岛素 2～4U。
- 一般吃一根香蕉或一个梨需要增加胰岛素 1～2U。
- 采用胰岛素治疗的患者如果发热，体温每升高 1℃ 追加胰岛素 20%。
- 从短效胰岛素变为 30R 时，总量不变。
- 一般基础胰岛素需要量不超过全天胰岛素总量的 1/3。
- 如果正在治疗的方案是睡前中长效胰岛素＋口服降糖药，

则睡前的中长效胰岛素的起始剂量为 4～8U 或空腹血糖数（mmol/L）或体重（kg）÷10。

如果治疗的方案是：餐前短效胰岛素＋睡前中长效胰岛素，则睡前中长效胰岛素的剂量占全天总剂量的 50% 以内。

胰岛素用量的分配：早餐前（30%～45%）＞晚餐前（25%～30%）＞午餐前（20%～25%）。例如，某患者全天胰岛素用量为 30U，则：早餐 12U、中餐 8U、晚餐 10U。也可以采用：总量的 2/3 放在早餐，1/3 放在晚餐，由于早晨升糖激素的作用，血糖较其他时间高。餐前高血糖应增加前一餐的剂量；餐后高血糖应增加本次餐前的剂量；睡前高血糖应增加晚餐前剂量。

（五）胰岛素的给药方法

1. 胰岛素补充治疗

口服降糖药＋睡前胰岛素。

2. 胰岛素常规治疗

每日 1～2 次注射胰岛素。

3. 胰岛素泵持续皮下输注

（1）持续皮下胰岛素输注（CSII）：全天胰岛素剂量一般为 0.6U/kg，持续 2～4 周。

（2）基础＋餐时每日多次胰岛素注射（MDI）：基础选用甘精/地特胰岛素，进餐前一般首选速效胰岛素类似物（赖脯/门冬胰岛素），适用口服＋基础胰岛素治疗失败者。全天胰岛素剂量一般为 0.6U/kg，持续 2～4 周。通常三餐前赖脯/门冬胰岛素占全天的 60%，其余用作基础剂量占 40%。

(六)胰岛素的给药方式和注射注意的问题

1. 给药方式

传统胰岛素的给药方式是采用皮下注射,但是长期注射用药,患者难以耐受,因此,人们寻求其他的用药方式:①胰岛素滴眼(液);②胰岛素滴鼻(液);③胰岛素喷雾(剂);④胰岛素口服制剂;⑤皮肤渗透法;⑥胰岛素吸入剂,经肺、口腔黏膜和鼻腔黏膜吸入。吸入型胰岛素,已在美国和欧洲上市。上述各种方法虽然在研发,但是实用仍有许多不理想的地方,相信不久的将来会有理想的方法能供患者选用。

2. 使用胰岛素的注意事项

(1)胰岛素皮下注射部位应经常更换,最好在2周之内不选同一部位,多次均在同一部位注射很容易使局部皮下组织吸收能力下降,甚至形成硬节而影响胰岛素的吸收。皮肤注射胰岛素的部位很多,通常在上臂外三角肌、腹部两侧、臀部及大腿外侧。腹壁注射吸收最快,其次为上臂、大腿和臀部。如果餐前注射速效或短效胰岛素,应尽可能选择在腰部以上如腹部注射,使药物吸收更快些;如果在睡前注射中效或长效胰岛素,则应选择在腰部以下如大腿外侧或臀部,这样药物吸收速度下降,有利于更好地控制第二天晨起的空腹血糖。总之,掌握一条:选肌肉多的部位注射。

(2)注射针头的选择有两个主要因素,即针头的粗细和长短。

> **小贴士**
>
> 粗细用 G 表示，G 前面的数值越大，代表针头越细，针头直径越细（G 值越大），注射时疼痛和组织损伤越小，目前上市 32G 针头是最细的。长度常用的有 8mm 和 6mm 两种，无论是儿童还是成人，正常体重还是超重患者，用 6mm 针头均可满足有效注射的需要。常用的规格有：30G×8mm、32G×6mm。

（3）选择胰岛素注射时间。目前临床上的常用胰岛素多数是预混胰岛素，如诺和灵 30R、50R，优泌林 30R、50R，甘舒霖 70/30 等。早、晚餐前 15min 注射，正确的注射方法应间隔 12h，如早上 7 点、晚上 7 点。以诺和灵为例：短效胰岛素部分控制当餐的血糖，中效部分控制第二餐的血糖（晚上控制夜间血糖）。如果未到 12h 的间隔就注射下一次的胰岛素，那么上次中效的还未完全发挥作用，又加上下一次的短效胰岛素作用的重叠，很容易造成低血糖，而这一次提前注射，导致下次间隔延长，从而又将造成下次的高血糖。

速效胰岛素类似物发挥作用的时间较快，可在餐前立刻注射；短效注射半小时后才发挥作用，应在餐前半小时注射；长效胰岛素类似物如来得时，作用时间可维持 24h，没有峰值，可每天任何时候注射一次。

（4）患者应掌握如何注射胰岛素。应在医生、护士指导下学会注射胰岛素，注意应使用 75% 的酒精消毒，长期使用碘酒消毒皮肤难以耐受。为了减轻疼痛，注射时一般垂直进针，但容易进入肌肉层加快胰岛素吸收而使血糖控制不稳，技术不熟练时可以在注射时捏起皮肤，消瘦者及小孩应成 45° 进针以避免变成肌内注射，太浅不但会引起疼痛，也影响吸收。提倡胰岛素笔的针头一次一换，注射时针头最好留出 1mm 左右于皮肤外，以防笔用针头断裂。主张进针快、拔出快、推药慢，注射完后应停留 6～10s，以利胰岛素吸收和减少药液从针眼中溢出。避免在脐周 3cm 范围内注射。不要在有瘢痕、痣等皮肤厚的部位注射胰岛素，以免影响胰岛素吸收。门诊病友第一次接受胰岛素注射治疗时，必须在医生的指导下，亲自尝试注射 2U 的胰岛素。

（5）开瓶后的胰岛素应在一个月内用完，注射前若药液出现变黄、异常浑浊及沉淀则不能使用，但中效胰岛素和预混胰岛素因为本身就浑浊，不在此列。自行配制胰岛素时，应先抽取短效制剂，后抽中、长效制剂，切勿顺序颠倒，以防止长效制剂中的过量鱼精蛋白与速效胰岛素结合而起效减慢。

（6）胰岛素治疗不要随意中断，当胰岛素治疗全天用量不足 20U 仍能控制血糖的情况下，方可考虑改用口服降糖药，注意平时家中要存储少量胰岛素备用，以防治疗中断。

（7）在选用胰岛素时要明确胰岛素的类型、作用时间、厂家、规格，瓶装如每毫升 80U，10ml；笔芯注射液如每毫升 100U，3ml；特充注射液如每毫升 100U，3ml。

（8）注意胰岛素瓶上的标识。

RI（简写 R）：短效胰岛素，黄色包装（国际通用，下同）。

NPH（简写 N）：中效胰岛素，绿色包装。

PZI：长效胰岛素。

30R（或 70/30）：由 30% 短效胰岛素和 70% 中效胰岛素的预混胰岛素，红棕色包装。

50R（或 50/50）：由 50% 短效胰岛素和 50% 中效胰岛素的预

混胰岛素，灰色包装。

U-40：表示胰岛素的浓度是40U/ml，常规注射用。

U-100：表示胰岛素的浓度是100U/ml（许多国家通用的剂型标准浓度），常用于笔式胰岛素注射装置或胰岛素泵。

（七）胰岛素的不良反应

1. 过敏反应

由 IgE 引发，可出现局部反应和全身反应。局部反应可出现局部发红、发热、痛、胀，甚至发疱。应采取：注射胰岛素要深达皮下组织、更换注射部位、热敷、使用抗组胺药物或糖皮质激素以及脱敏疗法等治疗，严重者应更换胰岛素制剂或暂停胰岛素治疗。用长效胰岛素时多在3～4周恢复，全身反应（如荨麻疹、皮肤黏膜水肿、胃肠道反应、哮喘甚至休克）极少见。初次应用应在医生指导下进行。当出现对一个厂家的胰岛素过敏时，也可以更换另一厂家的胰岛素，也许是对不同厂家的胰岛素剂型过敏。

2. 低血糖

与用药剂量过大、运动量过大和（或）进食过少有关，应严格根据血糖水平用药，用药前要准备糖果等食物。当然，使用更好的胰岛素及装置可以更好地提高血糖控制水平，并减少低血糖的发生。

3. 皮下脂肪萎缩

皮下注射胰岛素数周至数年，有的可出现局部或其他部位皮下脂肪硬化、萎缩。应注意注射操作规范，适时更换注射部位，有条件可更换高纯度人胰岛素或人胰岛素类似物。

4. 胰岛素水肿

可发生在开始注射胰岛素1～2周后，多数不经处理可逐步消退。

5. 胰岛素抗药性

2型糖尿病肥胖者多见，且为胰岛素用量较大者，在无糖尿病酮症酸中毒的情况下，每日胰岛素用量＞200U，持续48h者可以确诊为胰岛素抗药性。在细心找出原因的同时，可以将动物胰岛素改为人胰岛素，中、长效或预混胰岛素改为短或速效胰岛素，在原来每天注射的次数上增加1～2次，并加用胰岛素增敏剂/二甲双胍或两者同时加用。

6. 体重增加

老年糖尿病患者多见。宜控制总热量，一定要吃早餐、坚持运动、按医嘱用药。用人胰岛素加服二甲双胍可以减轻体重。

7. 胰岛素抗体

长期使用动物胰岛素可以使体内产生胰岛素抗体，改用人胰岛素或胰岛素类似物可以减少胰岛素抗体的形成。

8. 心理性胰岛素抵抗（PIR）

简单地说，就是一些糖尿病患者以及一些医务工作者以各种各样的理由或借口如成瘾、体重增加、低血糖等来抵制胰岛素治疗。

另外，不良反应还有胰岛素抵抗现象。

（八）胰岛素制剂的保存

胰岛素制剂在高温环境下易分解失效，保存在正常偏低的温度下比较稳定，不宜＞30℃或＜2℃，不能冷冻，不能暴晒，也不宜剧烈晃动。保存在2～8℃时，活力可维持2～3年。常温（25℃左右）下可以保存一个月左右。不能放在冰箱的冷冻室保存，因为胰岛素是一种小分子蛋白，冷冻后，其降糖作用将被破坏，也不要把它放在冰箱门上,以避免振荡影响疗效,若无冰箱可放在凉水中保存。外出旅游坐火车或飞机时,能放在胰岛素冷却袋随身携带最好,不要托运,以避免飞机的行李仓低温而造成胰岛素失效。目前,市面上有"胰岛素口袋冰箱"、"胰岛素冷却袋",可以为外出保存胰岛素提供方便。

如何判断胰岛素是否失效?正常情况下,速效和短效胰岛素为无色、澄清溶液,一旦浑浊或变黄就不能用,中、长效胰岛素或预混胰岛素一般成均匀雾状,一旦出现团块状沉淀物则不能用。

(九) 胰岛素的注射装置

1. 针管式注射器

一种为普通 1ml 注射器,精确度较差;另一种为美国进口的一次性 BD 注射器(即 BD 针),针头、针身为一体,无死腔,不漏液。它是按 U-40(40U/ml)浓度规格制造,注射器刻度标识为"U"(单位),1 小格表示 1U。剂量较准确,注射几乎不痛。

2. 胰岛素注射笔

可以长期反复使用的胰岛素注射装置。优点:携带方便,操作简单,剂量精确,使用方便,注射基本无痛,因能反复使用,比较经济。最新推出的诺和笔 4 性能更好、准确度更高、操作更方便,但是它必须与专门胰岛素笔芯配套使用。

3. 胰岛素特充注射笔(一次性胰岛素笔)

是一种预填充 3ml(浓度 100U/ml)胰岛素的一次性注射装置。优点:安全、方便。适用于初次使用胰岛素以及只需短期使用胰岛素的患者。最新诺和笔针长 6mm,针粗 0.235mm。缺点:价格较高。

小贴士

胰岛素笔的使用：

以诺和笔为例，诺和灵针头平均可用 20 次，按说明书每次注射完后，应将针头拿下，以防温度变化引起药液外溢。但每次拿下后，下一次注射时需重新做排气等操作，至少会损耗 1 个单位的胰岛素，价值 0.3 元左右，而且容易污染，减少使用寿命。在注意无菌损伤防止污染的情况下，可放在冰箱冷藏，不受温差影响，胰岛素不会外溢，注意使用前用手加温，防止结晶。诺和灵针头不用酒精消毒，只是用酒精消毒皮肤即可，待酒精挥发后即可注射。

4. 胰岛素泵

胰岛素泵（持续皮下胰岛素输注，continuous subcutaneous insulin infusion，CSII）又叫人工泵。是一系列持续注射胰岛素的装置。

小贴士

按其有无血糖感受器可分为闭环和开环两种类型。闭环胰岛素泵比较复杂，包括一个血糖监测仪、一个小型电子计算机和一个胰岛素输入泵，能自动、连续地测定血糖水平，并对血糖监测仪输送来的资料进行分析、处理，计算出所需剂量，然后给胰岛素输入泵发出指令，并输出适量的胰岛素。有的闭环胰岛素泵还能同时输入葡萄糖等其他物质。由于结构复杂、体积较大，闭环胰岛素泵只能作为床旁抢救等急救及科研使用。开环胰岛素泵不能自动测定血糖，是按照医生事先设定好的胰岛素量持续缓慢输入体内。由于针头持续固定于患者腹壁，给患者活动和生活带来诸多不便，因而在使用上受到了限制。严格的无菌技术、保持管道通畅、密切监测血糖和正确与及时的程序调整是保持良好血糖控制的必备条件。通过临床观察发现，使用胰岛素泵的患者半数以上疗效显著。

5. 无针注射器（高压无针注射器）

利用高压气流喷射原理，以喷雾的形式将胰岛素通过注射器的微孔喷射到患者皮肤上，药液通过与周围组织接触、扩散，迅速进入血液循环发挥作用。每次注射 50U 以下。优点：无针头，携带方便。缺点：价格高，拆洗安装较复杂。未能广泛使用。

6. 吸入型胰岛素

辉瑞公司（Pfizer）吸入式胰岛素（Exubera）在 2006 年 1 月先后在美国、欧洲获准上市。它是以干粉形式封装于泡囊中，通过特殊装置经口腔吸入。本品可以引起咳嗽、气促等副作用，吸烟、哮喘、支气管炎等患者不建议使用。

7. 其他胰岛素输注装置

生物敏感型胰岛素转运系统、自调式胰岛素释放系统、手表式胰岛素发射器、葡萄糖胰岛素双向转运装置等在研制、实验中。

（十）胰岛素治疗中的几个问题

1. 关于胰岛素成瘾的问题

药物的成瘾性是指对药物的依赖性，是由于长期、反复使用某些药物后，患者对应用这类药物产生一种舒适感（欣快感），因而有继续要求使用的欲望，一旦停药，可出现一系列的病理状态（戒断症状），如头痛、恶心、呕吐、无力、出汗等。由此来判断，胰岛素显然不在此列，它不是引起成瘾的药物。

人体本身就能产生胰岛素，它不是药物，用了胰岛素也不会成瘾，相反，有部分患者用了胰岛素后，随着血糖的下降，胰岛的分泌功能有一定恢复，身体对外来的胰岛素反应有所增强，就可以停用胰岛素而改用口服降糖药物。

2. 影响胰岛素剂量的因素

年龄、饮食、病程长短、发热、应激、月经、妊娠及分娩、使用激素与某些药物如噻嗪类等。

3. 关于使用胰岛素后发胖的问题

由于使用胰岛素后，改善了机体的糖、蛋白质、脂肪的代谢，减轻了能量的流失，一部分患者体重增加，这不全是胰岛素的错。为避免这一情况出现，应严格把握适应证，可用可不用宜不用，可多用可少用宜少用，应更加严格地限制总热量的摄入，配合体育运动，及时调整胰岛素用量。

五、糖尿病的治疗新药

（一）肠促胰素

1902 年，Bayliss 和 Starling 首先描述了一种从肠道黏液中提取的可促进胰腺分泌的因子，1932 年命名为肠促胰素。目前，在人类发现胰高血糖素样肽-1（GLP-1，回肠 L 细胞合成和释放）和葡萄糖依赖性促胰素多肽（GIP，十二指肠和空肠 K 细胞分泌）两种主要的肠促胰素，研究显示 GLP-1 仅在健康个体中发挥肠促胰素效应，并且依赖体内葡萄糖浓度来促进胰岛 B 细胞分泌胰岛素。当血糖升高时能快速促进胰岛素分泌，当血糖浓度降低和接近正常时，胰岛素浓度也随之下降，因此，GLP-1 不仅能降低高血糖，又不会发生低血糖，临床应用安全性好。然而，GLP-1 释放入血后，很快被体内的二肽基肽酶 4（DPP-4）降解而失活，其半衰期只有

1~2min，因此限制了 GLP-1 的临床应用，根据其临床生理特性，目前已制成了 3 种新药。

1. GLP-1 受体激动剂

艾塞那肽注射液（百泌达）是人工合成的多肽，科学家发现美洲一种暴饮暴食的毒蜥蜴能够很好地控制血糖，究其原因，在其体内发现一种 GLP-1 类似物。艾塞那肽不被 DPP-4 降解，它与 GLP-1 受体结合模拟人 GLP-1 功能。

美国礼来公司与 Amylin 制药公司共同研制出全球首个治疗糖尿病的肠促胰素类似物——百泌达，是 2 型糖尿病的新型 GLP-1 受体激动剂，介于口服降糖药和胰岛素之间的新型药物，可以模拟自然状态下分泌的 GLP-1 在体内的生理效应，作用于胃、肠、胰岛和脑所共同组成的协同血糖调节网络。2005 年在美国首次登陆，2009 年 8 月我国上市。

【特点】①显著、持久地降低糖化血红蛋白，迅速、高效地降糖；②促进胰岛 B 细胞复制再生，减少其凋亡，增加胰岛 B 细胞数量，促进胰岛素生物合成，增强胰岛素的敏感性；③平稳降糖，因为只有在血糖高时 GLP-1 类似物才会"提示"胰腺释放胰岛素，也就是说，只有在血糖高时才会发挥降糖作用，而血糖正常时，不会使血糖进一步降低；④显著减轻体重；⑤延缓胃排空；⑥抑制餐后胰高血糖素的分泌，减少肝糖的释放；⑦增加饱腹感，抑制食欲而减少进食；⑧具有延缓糖尿病进展及减少心血管并发症的潜力。

【适应证】口服降糖药血糖控制不佳，不愿意注射胰岛素患者。但是价格较贵，当前价格每月治疗费用在一千元左右。

【用法】5μg，早、晚餐前 1h 皮下注射，剂量固定，无需根据血糖调整。治疗 1 个月血糖未能控制,剂量可增到 10μg,每日 2 次。

【禁忌证】儿童、孕妇及哺乳期妇女不宜使用,该药过敏者、1 型糖尿病患者、糖尿病酮症酸中毒者以及严重肾功能不全者不用。

【不良反应】头痛、恶心、腹泻、过敏(如荨麻疹),也可能容易患胰腺炎,出现腹痛时应停药,并观察处理。

2. 二肽基肽酶 -4(DPP-4)抑制剂

西格列汀[Sitagliptin,又称捷诺维(Januvia)],口服吸收后,与 DPP-4 特异结合,抑制 DPP-4 的生物活性,从而抑制肠促胰素的降解,提高肠促胰岛素激素水平发挥降糖作用,以葡萄糖依赖方式增加胰岛素释放,并降低胰高血糖素,即只有在血糖高的情况下捷诺维才能发挥降糖作用,智能化地调控血糖,最大限度地防止低血糖发生。它能提高餐前和基础胰高血糖素样肽 -1(GLP-1)水平,有效降低餐前、餐后血糖,降低糖化血红蛋白水平。可多重降糖,并不增加体重,甚至使超重者体重下降,缓解胰岛素抵抗。西格列汀主要通过肾脏清除,约 79% 以原形从肾脏排泄,因此没有引起乳酸中毒风险,有良好的安全性和耐受性。

深度阅读

2006 年 10 月美国 FDA 批准了 Januvia 用于临床,到目前为止,DPP-4 抑制剂维格列汀(Vildagliptin)、沙格列汀(Saxagliptin)和林格列汀(Linagliptin)等均获 FDA 批准上市,并将其作为新诊断糖尿病患者的一线药。西格列汀与二甲双胍的复方制剂 Janumet,也在美国上市,2009 年 9 月西格列汀进入国内市场。

【适应证】2型糖尿病患者；合并轻度至中度肝功能不全、轻度肾功能不全的2型糖尿病患者。

【用法】0.1g，每日1次，可有效控制血糖。

【禁忌证】1型糖尿病、糖尿病酮症酸中毒、合并中重度肾功能不全、孕妇、哺乳期妇女不宜应用。

【不良反应】鼻塞、流涕、喉痛、头痛。

3. 胰高血糖素样多肽1类似物

利拉鲁肽（Liraglutide）是人GLP-1分子结构上改变而成。利拉鲁肽与人GLP-1有97%的同源性，很少产生抗体。可以减轻患者的体重。

常用的胰升糖素样多肽1类似物有Exenatide等。

【作用机制】①抑制胰升糖素分泌，减少葡萄糖输出；②改善外周组织对胰岛素的敏感性；③保护胰岛B细胞功能，能降低2型糖尿病合并高血压的收缩压；④可有效降低空腹和餐后血糖及糖化血红蛋白水平。

【用法】0.6～1.8mg，皮下注射，注射与进食无关。

【不良反应】胃肠道功能紊乱，如恶心、呕吐、腹泻等，多为暂时性的。

（二）钠依赖葡萄糖转运蛋白2（SGLT-2）抑制剂

人的血液中存在一种钠依赖葡萄糖转运蛋白（SGLTs），它能够重吸收肾小管液中约90%的葡萄糖。Dapagliflozin是一种钠依赖葡萄糖转运蛋白2（SGLT-2）抑制剂，通过阻止葡萄糖的再吸收而降低血糖水平，有希望能开辟一条新的降糖途径，但该类药可以增加尿糖，可能存在增加泌尿系感染的风险。

（三）超长效胰岛素

超长效胰岛素——德谷胰岛素（Degludec）将胰岛素 B 链 30 位上的氨基酸去掉，然后通过一个谷氨酸连接子，连接一个 16 碳的脂肪二酸侧链。这种结构改变赋予了德谷胰岛素的超长作用时间。已进入 II 期临床试验，有望每日注射 1 次或每周注射 3 次，即可使血糖控制达标，有报道称 92% 的患者无低血糖事件发生。

（四）口服胰岛素

采用微囊技术解决胰岛素受胃肠酸、碱、消化酶的破坏的问题，目前国内虽有临床应用，但受诸多因素影响，剂量难以把握。

六、糖尿病的其他治疗

（一）调脂

血脂与胰岛素抵抗和动脉粥样硬化关系十分密切，主要表现在胆固醇和三酰甘油水平升高，低密度脂蛋白升高和高密度脂蛋白降低，造成高血压、动脉粥样硬化，致心脑血管疾病增多。糖尿病患者由于代谢紊乱，很容易并发糖尿病性高脂血症，调脂治疗是降低心血管事件极为关键的措施。

1. 预防

糖尿病性高脂血症以预防为主，应改变不科学的生活方式。可采取运动降脂，即参加适当体力活动；控食降脂，因血脂一部分来自饮食，要减少高三酰甘油和高胆固醇食物摄取，少吃富含饱和脂肪酸的动物油以及富含胆固醇的动物内脏、蛋黄、鱼卵、蟹黄、虾等海产动物食品；戒烟少酒。

2.药物

他汀类降脂药物有助于降低心血管事件的危险性，但要注意防止其胃肠道反应及转氨酶升高的副作用。与胆固醇吸收抑制剂合用可提高疗效，并能减少不良反应。

(二)降低高血液黏稠度

高血液黏稠度主要是吸烟、饮酒等不良生活习惯以及血糖、血脂、细胞浓度过高等因素所致，造成血液黏稠，血流速度减慢，微循环血流不畅。由于血液中脂质沉积在血管内壁上，导致管腔狭窄，容易引起脑血栓、眼底出血、心肌缺血、肢体血管血栓等疾病的发生，是糖尿病性心脑血管病变的重要成因。

1.临床表现

①晨起头晕，晚上清醒；②餐后犯困；③活动后容易气短；④阵发性视力模糊。一些糖尿病患者特别是中老年人经常感觉头晕、困倦、记忆力减退，认为是老年人衰变的必然现象，其实是高黏血症造成的恶果。

2.治疗

(1)预防：多饮水，以晨起、餐前1h和就寝前为好；戒烟。

(2)运动疗法：坚持身体锻炼，如散步、慢跑、打太极拳、打羽毛球、爬山、游泳等。

(3)饮食疗法：宜清淡、低脂、低糖饮食，可以选择黑木耳、海带、大蒜、洋葱等蔬菜和苹果、猕猴桃等水果以及玉米、芝麻等食品；多吃鱼肉，少吃油炸食品、动物内脏和动物脂肪。

（4）药物：降糖、降压、调脂以利降低血液黏稠度，如无出血倾向可口服肠溶阿司匹林，每天100mg。

第六节　糖尿病治疗的新方法

一、胰腺移植和胰岛细胞移植

2型糖尿病的主要病因是由于胰岛B细胞的破坏而致胰岛素分泌绝对或相对减少，如果给患者移植胰腺那问题不就解决了吗？说来容易，实施却非常困难。从20世纪20年代起，国外的科学家们就尝试全胰腺移植，并于1996年进行了第一例全胰腺移植，此后，经过不懈努力，方法也得到了不断改进。

胰腺移植主要包括：单独胰腺移植、肾移植后胰腺移植和胰肾联合移植。胰岛移植的关键问题：第一是移植物必须健康成活，而且能够感受血糖水平，自动地、适量地分泌胰岛素并发挥正常的功能；第二是解决排斥问题；第三是解决移植物的来源。医学科学工作者为了解决这些问题，虽然进行了不懈的努力，也做了许多有益的尝试，但结果不尽人意。现在也有人试图采用一种干细胞基因治疗，取出患者自体中的某些细胞（如造血干细胞），经过特殊的处理转变为能分泌胰岛素的细胞，再注入人体，虽然这种想法很令人期望，但离转化为现实还有一段相当长的距离。

如果移植能够成功，糖尿病将可"治愈"，特别是合并肾功能不全是胰－肾联合移植很好的适应证。这种方法能够解决根本问题，但临床应用中面临重重困难，除技术尚未成熟外，费用也会极其昂贵，因而不能广泛应用。胰腺移植或胰岛细胞移植只能在少数的技术精良、经验丰富的医学中心进行。胰岛细胞移植和干细胞移植尚处于研究阶段，有待充分的临床证据证实其有效性和实用性。

（一）胰腺移植

胰腺移植主要包括单独胰腺移植、肾移植后胰腺移植和胰肾联合移植。糖尿病患者是否能进行胰腺移植、选择何种移植方法，要根据患者的身体状况、是否有慢性并发症或合并症以及经济条件等而定。合并尿毒症的糖尿病患者，肾移植后胰腺移植优于单独胰腺移植。自从 1996 年美国明尼苏达大学成功进行首例胰肾联合移植以来，胰肾移植已成为治疗糖尿病合并肾功能衰竭的首选方法，1 年存活率达 95%。

2 型糖尿病患者出现肾功能衰竭时，进行肾移植是非常合适的，如果再行胰腺移植还需进一步权衡利弊，因为 2 型糖尿病患者的发病原因不仅仅是胰岛 B 细胞衰竭问题，还有胰岛素抵抗等原因，即使胰腺移植成功，诸如抗异体排斥、血栓形成、急性胰腺炎、胰瘘、感染等问题难以解决，且费用高昂，在目前的医疗条件下，获益与风险比，有可能得不偿失。这种治疗方法不令人满意的地方还有很多，仍在进一步研究探索之中。

关于供体的选择：目前尸体供体是主要来源，脑死亡的供者较之无心跳者更好，当然活体供体更好，不过手术难度更大。近年来异种胰腺移植及胎胰移植亦为供体不足问题拓展了新思路。

（二）胰岛细胞移植

最早应用于临床的是 2000 年加拿大 Edmonton 的 Shaprio 等学者改良了胰岛移植的抗免疫方案，分离捐献者胰岛细胞由肝门注入 7 例 1 型糖尿病患者，无需胰岛素治疗，血糖也正常，4 例血糖控制良好 2 年以上。但面临终身免疫抑制药物治疗和胰岛来源匮乏两大难题，因而无法普及。现在认为，解决这两大难题最有希望的途径是治疗性克隆。所谓治疗性克隆是指将患者的体细胞核转移到人类去核卵母细胞中以建立克隆囊胚和胚胎细胞，而后在体外定向诱导分化为自体的组织细胞，用于治疗。人类胚胎细胞首次由美国威斯康星大学学者在 1998 年分离培养成功，然而治疗性克隆中受体细胞核转移技术、移植到体内的长期安全性以及患者年龄、脏器功能、体重、血糖、C 肽、糖化血红蛋白水平、医疗费用、手术质量等难题的制约，因此，应用于临床仍然是一条漫长的路。

目前，胰岛细胞移植的方法有几种：一，通过自供体取得胰岛细胞，经门静脉将胰岛细胞植入糖尿病患者的肝脏与胰腺血管，移植的胰岛细胞在肝脏存活，可模拟生理性胰岛素分泌方式；二，同种胰岛细胞移植，即从尸体供者的胰腺中得到胰岛并移植到糖尿病受者获得成功，但是否能长期保存胰岛功能还缺乏远期观察；三，异种胰岛细胞移植，因为猪与人胰岛素相似且血糖相似，因此，猪胰岛移植将有可能为临床应用拓宽思路。

二、干细胞移植

美国斯坦福大学 Rulifson 等通过将小鼠胚胎干细胞在体外培养，使其发育成为能制造胰岛素的组织，再移植至糖尿病小鼠体内，结果在小鼠体内产生了胰岛素，并且能维持小鼠的生命，从此开始了干细胞移植治疗糖尿病的研究。

人体骨髓干细胞和外周干细胞是一类具有自我多种分化潜能的特殊细胞，主要存在于早期胚胎、骨髓、脐带、胎盘和部分成年人细胞中，在一定的条件下可以定向培养成为如肌肉、骨骼、神经等组织和器官的功能细胞，当然干细胞通过复杂的诱导最后也可以变成胰岛样组织移植到胰腺中，代替糖尿病患者损伤的胰岛 B 细胞分泌胰岛素，并可以长期自我更新和不断增殖。

干细胞分类：根据干细胞分化的潜能可以分为全能干细胞、多能干细胞和定向干细胞。根据来源的不同可分为胚胎干细胞（ESC）和成体干细胞。

干细胞产生方法：目前有多种方法可以产生多能干细胞，如胚泡中分离诱导出的胚胎干细胞；体细胞核转移入去核的卵母细胞或受精卵产生的核移植胚胎干细胞；通过各种细胞因子如 Oct4 等进行体外重新编程诱导产生的多能干细胞。

干细胞移植方法：自体骨髓干细胞移植、自体血液干细胞移植、人胚胎干细胞移植和脐血干细胞移植。

人胚胎干细胞移植由于伦理问题制约其发展，为了解决胰岛 B 细胞来源，进行干细胞体外定向诱导分化是解决胰岛组织来源不足的理想途径。

干细胞移植面临困难重重：第一，来源匮乏，采集患者自身的干细胞，数量极其有限；第二，如何通过基因调控的方法使多能干细胞分化成胰岛素分泌的细胞，保护现有的胰岛细胞和功能，特别是要控制增殖能力而不出现致肿瘤性；第三，符合干细胞移植的患者的适应条件要求严格；第四，干细胞移植手术费用昂贵，患者难以承担。

国际上，目前干细胞移植的研究成为生物医学的热点。美国干细胞移植的研究在布什执政时期处于禁止状态，而今，奥巴马政府已经解除了这条禁令。干细胞移植治疗糖尿病手术复杂、风险巨大，面临一系列的问题，举步维艰，任重道远，但目前所取得的成绩还是令人鼓舞的，并有望成为治疗糖尿病的新途径。

三、胰岛素基因治疗

糖尿病有遗传倾向，其中遗传的是易患糖尿病的多基因，即使一个或几个基因突变也不一定导致糖尿病的发生，提示着糖尿病致病的复杂性。胰岛素基因治疗就是想方设法破译糖尿病的致病基因及相关基因的遗传密码，然后有针对性地给予治疗；或者寻找患者体内的胰岛 B 细胞替代细胞产生胰岛素以弥补胰岛素分泌的不足。

基因治疗的靶细胞是肝细胞和肠道 K 细胞，二者与胰岛 B 细胞胚胎起源相似，有相同血糖感知的分子基础，并且不易被胰岛自身抗体识别与破坏，但是，肝细胞不能将胰岛素原加工成胰岛素，也不能贮备胰岛素；K 细胞对外周血糖的变化产生分泌反应，但寿命短、数量较少，不易获取，除了分泌胰岛素之外还分泌其他激素。

胰岛素基因治疗主要有两种方法：第一种，是将胰岛素或其类似物基因通过载体直接导入体内，但剂量难以掌握，一旦发生副作用则无法控制；第二种，是体外构建模拟正常胰岛 B 细胞功能的基因工程细胞，而后回输体内。目前相关研究刚刚起步，还有许多困难难于克服，处于探索阶段。

四、减重手术

20 世纪 80 年代，奥地利外科医生 Theodor Billroth 首次实施了残胃—空肠吻合术治疗肥胖症，意外地发现这些合并糖尿病的病情明显改善。

减重手术用于治疗肥胖症伴 2 型糖尿病，之所以能缓解病情，可能是胃肠道激素的变化，改变或逆转了糖尿病的发生发展机制，如胰高血糖素样肽 -1（GLP-1）、葡萄糖依赖性促胰岛素激素（GIP）、生长激素等发生改变，参与肠道对胰岛素释放的调节，从而达到相应的内分泌效应，改善胰岛素抵抗而降糖。

一般来说，减重手术主要有 3 种术式，即 Roux-en-Y 胃旁路术、胆胰旁路术和捆扎术。捆扎术风险最小，但效果也最差。从风险 - 效益比来看，胃旁路术效果最好，特别是随着治疗理念和治疗技术的进步，这类手术的风险在降低。近年来，又拓展了胃肠重组术等多种术式。

减重手术近期和远期的主要并发症包括吻合口瘘、肠梗阻、胃轻瘫、倾倒综合征、吻合口溃疡、出血、感染等。

适合做手术的患者，第一，要年轻；第二，必须是非常肥胖且胰岛功能尚可；第三，药物治疗无效。而对于偏瘦或者非超重人群，其获益不但没有被证明，还可能存在很大的危害。通过减重手术治疗 2 型糖尿病，显示了一定的前景。虽然已有大量的临床研究工作，但就诸多问题专家意见仍不能统一，技术仍不成熟，安全性问题、并发症问题、远期效果问题、手术费用高的问题都未能很好地解决，所以，目前该手术仍缺乏足够的理论和事实依据，未能在临床普遍开展。其实，减重手术也还不能解决糖尿病的根本问题，因为只是大胃变小胃而已，可以说只是斩"草"还谈不上除"根"。目前大多数专家达成共识：应采取谨慎态度，关键在于适应证的选择。

一般认为，手术适应证为：①糖尿病病史不超过 5 年，因为超过 5 年胰岛功能就很差，手术后无法完全停用胰岛素；②胰岛还有一些功能；③比较肥胖，在我国定义为 BMI > 32，年龄 < 60 岁。

第七节　2 型糖尿病一些合并症的治疗原则

一、2 型糖尿病合并甲状腺功能亢进症（简称甲亢）

甲亢既可合并糖尿病，又可引发糖尿病，也可先后发病，但是，究竟是糖尿病合并甲亢还是甲亢合并糖尿病尚无定论。两者有共同的免疫学基础，因此，甲亢和糖尿病系"同一个家族"但又"各立门户"。当糖尿病合并甲亢时，糖尿病症状会更加明显，如体重下降更加明显。甲亢时分泌增多的甲状腺素加速肝糖原分解和糖原异生，引起血糖增高而加重糖尿病病情，因此，控制甲亢对减轻糖尿病病情十分重要。

【治疗】

因两病互相影响疗效,一旦确诊,应两病兼治,而以控制甲亢为前提,只有治愈甲亢,患者的高代谢症状群及糖代谢紊乱才能改善。

1. 在饮食上适当放宽,主食应比单纯患糖尿病患者多增加 50~100g,还要多吃富含蛋白质和维生素的食物。

2. 运动量要比单纯患糖尿病患者相应减少,以防消耗过量,加重甲亢。

3. 根据情况也可以在积极控制甲亢的基础上兼治糖尿病。

二、2型糖尿病合并慢性肝病

慢性肝病与糖尿病常见关系为糖尿病(或降糖药引起的肝损害)、慢性肝病各自独立或并存,其中肝源性糖尿病尤其值得注意。所谓肝源性糖尿病是由于肝功能受损害,肝糖原储备减少,胰高血糖素在肝脏的灭活能力减弱,容易造成餐前(或夜间)低血糖及餐后高血糖。

【治疗】

1. 合理膳食、严格限酒是不容商量的。

2. 根据血糖和肝功能情况综合分析,本着"有效控制、二者兼顾"的原则,对于病毒性肝炎,应停用口服降糖药,因为无论是轻度还是重度的肝炎,除 α 糖苷酶抑制剂之外,任何一种口服降糖药都会增加肝脏的负担,或多或少对肝脏有一定的损害。

3. 胰岛素治疗是最佳选择。酌情以三餐前注射短效胰岛素为主,睡前注射中效胰岛素,剂量较无肝损害的2型糖尿病患者要小。胰岛素和胰岛素类似物对肝没有损伤,是糖尿病合并慢性肝病适宜的降糖药物。

4. 护肝、抗病毒同步进行。

5. 肝源性糖尿病治疗以保肝为主。

三、糖尿病合并高血压

糖尿病与高血压是难兄难弟家不分,高血压是糖尿病慢性并发症的危险因素,英国前瞻性糖尿病研究的结果表明,对糖尿病合并高血压的患者,严格控制血压可以使糖尿病死亡的发生率下降24%。

【治疗】

严格控制血压比强化控制血糖更有价值也更重要,联合降压要注意个体化。高血压的治疗:

1. 生活方式干预,要注重运动、减轻体重、限盐(比单纯的高血压限盐更严格)、戒烟及限制饮酒。

2. 血管紧张素转换酶抑制剂(ACEI)或血管紧张素Ⅱ受体拮抗剂(ARB)这两类药在糖尿病伴高血压及糖尿病肾病的治疗中有明显的优势,主要表现在降压的同时对糖、脂代谢有有利的影响,可作为一线药使用。

3. 钙离子通道阻滞剂在糖尿病合并高血压的治疗中安全有效,也可作为一线药选择。

4. 其他如利尿剂,降压效果肯定,但也可能加重男性性功能障碍(ED),对糖、脂代谢有不利影响。

5. β受体阻制剂有可能掩盖低血糖反应，因此二者可小剂量联合使用。

四、糖尿病合并脑梗死

糖尿病合并脑梗死的患者由于常伴发高血压、高脂血症及其他代谢紊乱等基础疾病，血液黏稠度高，易合并血管栓塞性疾病，多表现为主干支大灶性梗死，其神经功能损伤比不伴糖尿病的脑梗死患者严重，预后差，并且消化道出血、肺部感染、心律失常、肾功能衰竭等并发症明显升高。

【治疗】

1. 积极控制血糖、血脂。

2. 使用适量的胰岛素使血糖控制在正常低值。

3. 积极监测血糖，防止低血糖发生。

4. 在前述治疗的基础上，积极治疗脑梗死。

五、2型糖尿病合并泌尿系感染

糖尿病患者尿中糖含量高，为革兰氏阴性杆菌的生长繁殖提供了很好的营养物质，因此很容易合并尿路感染，尤其是大肠杆菌感染。

【治疗】

1. 当临床上不能或不能立即进行细菌培养或药物敏感试验时，可以凭经验应用抗革兰氏阴性杆菌的药物进行治疗。

2. 积极控制血糖。

六、糖尿病合并抑郁症

抑郁症得到满意治疗的患者,抑郁症和糖尿病均可得到有效控制,并发症少。

【治疗】

糖尿病教育和心理治疗可缓解患者由于焦虑及心理压力等紧张因素引起的生长激素、胰高血糖素和肾上腺皮质激素的大量分泌,改善抑郁的症状,从而有利于控制血糖,减少并发症的发生和发展。

七、颈糖综合征

糖尿病可以引起骨质过早、过快退化甚至疏松,当然也可以引起颈椎发生病变,从而引起头晕、头痛、心悸、胸闷、颈痛、腹痛、肢麻;颈椎病变后刺激颈后交感神经节,逐步出现交感神经压迫,导致全身微循环障碍,胰岛素分泌亢进,以致于胰岛 B 细胞分泌功能逐步减退,进而胰岛细胞疲劳,最后逐渐萎缩,使胰岛素分泌减少,这样就相互影响形成所谓的颈糖综合征。

【治疗】

关键是控制颈椎病。解除颈椎病变对神经的压迫,恢复神经系统的调节功能,消除对胰岛 B 细胞的不良刺激,修复胰岛 B 细胞功能,提高胰岛素的分泌水平,使血糖趋于正常,达到治疗以及控制糖尿病的效果。

八、2 型糖尿病与痛风

糖尿病和痛风都属于代谢性疾病，它与高脂血症、动脉粥样硬化、冠心病、肥胖、脂肪肝等一起都是"富贵"病家族中的成员，两者有共同的发病基础，均可由胰岛素抵抗引起。营养过剩是其发病因素之一。

【治疗】

治疗上注意互相兼顾，从膳食、药物、教育和心理、病情监测上进行综合治疗，其中，膳食治疗尤为重要。

第八节 2 型糖尿病的监测与血糖监测仪

糖尿病是一个终身性疾病，病情复杂多变，及时掌握患者病情的动态变化，为临床调整治疗方案提供了重要的参考依据，因此，必须进行全方位的监测。自我监测是糖尿病患者的一门必修课，在诸多的监测中，血糖监测尤为重要。理想的血糖控制应是全天候的，降糖治疗是针对患者24h各种血糖异常情况来进行，脱离监测，治疗将变得很盲目，甚至可能导致严重的后果。

动态血糖监测系统已经应用于临床，2009年国家也发布了首个动态血糖监测临床应用指南。它是预先在患者体内置入一个血糖感受芯片，自动连续收集24h数百个血糖信息，能准确、全面地反映患者昼夜血糖变化规律，医生可以根据患者的血糖变化规律调整和优化治疗方案。

有下列情况者应加强监测：①使用胰岛素治疗尤其是胰岛素强化治疗患者；②新诊断的糖尿病患者；③血糖控制不理想者；④药物更换或调整剂量特别是用药剂量较大者；⑤出院不久尤其是比较严重的出院后的患者；⑥有低血糖状态的患者应随时测定；⑥对于多次胰岛素注射或胰岛素泵使用者，每天至少测3次血糖。

一、糖尿病监测

（一）监测的内容

1. 尿量、饮水、饮食、体重的增减、视力、体力等。

2. 血压（电子血压计不如水银柱式血压计准确）、心电图、肝功能、肾功能。

3. 血糖、糖化血红蛋白、尿糖、血脂、尿酮体、尿微量蛋白、血脂、血液黏稠度。

4. 眼底、神经系统、心脑血管、骨和关节、足部、膀胱等。

（二）监测的频率

监测的频率主要取决于病情、治疗的目的而定。

1. 血糖控制很差或病情危重者应每天监测 4～7 次，直至病情稳定，血糖得以控制。

2. 胰岛素治疗开始阶段，每日至少5次；血糖稳定后，每日2～4次。越是血糖不稳定，越要加强血糖监测。

3. 对于血糖控制比较稳定的患者，可以每周测 1 次空腹血糖及 1 次餐后血糖。必要时每隔 2～3 周安排一天做全天"7 点法"的血糖谱检测：即三餐前、三餐后 2h 和睡前血糖。反复早餐前血糖高者，还应加测凌晨 2：00～3：00 的血糖。

4. 糖化血红蛋白是临床决定是否需要更换治疗方案的重要依据，也是血糖控制的金标准。治疗之初，每 3～4 个月查一次，一旦达到控制目的后，可每 6 个月检测一次。患有血红蛋白异常性疾病的患者，以空腹和（或）餐后静脉血浆血糖为准。

检查血糖是为了观察疗效，没必要在检查前停用降糖药及其他正在使用的药物，当然，如果是为了评估胰岛功能，那就另当别论了。患者在门诊检查（尤其是偏远的农村患者）时，每次测血糖都要相对固定在一个时段，当然，最好是在早上 8：00～9：00 进行。

> **小贴士**
>
> "交叉法"检测：即一周当中，每天选择不同的时间测血糖，例如：第一天测试早餐前后血糖，第二天测试午餐前后血糖，第三天测试晚餐前后血糖，依次类推。但是在实际当中很难执行，不过在血糖比较平稳的情况下，也可以将全天测 7 个点血糖采用每天或每几天依次测 1 个点。

（三）监测的时间

当血糖水平很高时，应对餐前、餐后、夜间都要进行测定，病情稳定后酌情测定。剧烈运动后或有出现低血糖的征兆时要随时测定。

二、血糖监测仪

血糖仪是糖尿病患者的必备工具，是糖尿病患者的 GPS（如同汽车司机的全球定位系统)。

1. 理想的血糖仪所具备的条件

（1）准确性和精确性：所谓准确性是指检测结果与实际值的接近程度，而精确性是指检测结果的可重复性。

（2）宽泛的检测范围：应覆盖患者血糖波动的范围、宽泛的红细胞压积范围，如晚期肾脏病变患者红细胞压积偏低时可以使用。

（3）操作环境适应性强：抗干扰性好。一般来说，低电压的血糖仪抗干扰能力较好。

（4）便捷，操作简单。

2. 血糖仪监测误差的原因

（1）仪器本身原因。

（2）血样中红细胞压积，血氧含量，各类添加剂及内、外源性物质。

（3）试纸质量和保管不当（温度、湿度等条件）的影响，一般来说，大多数的检测误差都来自于试纸条。

（4）操作不当、操作程序错误、代码输入错误、采血不当、血滴大小不适、血滴在试纸的位置不当、血糖仪不洁等。

（5）此外，患者的情绪、血脂浓度等。

延伸阅读

1966年，汤姆－克莱曼斯发明了血糖仪，德国拜耳公司于1970年生产了世界上第一台便携式血糖仪。血糖仪经过了水洗法血糖仪、擦血式血糖仪、比色血糖仪、电化学法血糖仪以及多部位采血血糖仪，功能逐步完善。

血糖仪的选择：目前市场上便携式血糖仪按调码方式分主要有两种：一种是手动调码或插入调码卡：调码是指在使用不同批号的试纸测试血糖时，需要根据试纸上的编码对血糖仪进行手动调码，校对批间差异。另一种是免调码：免调码血糖仪可以使测量的血糖更加精确、简便、快速。免调码，是指血糖仪自动识别试纸/试碟上的编码，从而对不同批号试纸/试碟完成校准的过程，不需要患者手动输入编码或插入调码卡。

血糖仪按工作原理分：①光化学法：类似CD机，通过测量试纸条反应区中酶与葡萄糖反应产生的中间物反射强度，将这些反射强度转化为葡萄糖浓度的读数。稳定性、准确性较好，价格比较便宜，缺点是探头暴露在空气中，易受污染而影响测试结果。②电化学法：是通过测试试纸条反应区中酶与葡萄糖反应产生的电子传递媒介物产生的电流，转化成葡萄糖浓度读数。更精确、更灵敏，需血量少，测试速度快，应用普遍，因为材质、结构不同，价格、准确性、稳定性有较大差异。对于电化学血糖仪，黄金电极的血糖试纸则稳定性和抗干扰能力更强。

购买血糖仪时的注意事项：

① 上网查询血糖仪，看其准确性、提供记忆组数、平均值功能、操作是否简便、屏幕大小、采血量多少，特别要注意的是老人和儿童经常难于从手指上采到足够的血量，应选择需血量少（虹吸式采血比滴血式采血需要量少）的机型。一般需血量为1μl左右，采血量越少，疼痛越小，血量越少对仪器准

确性挑战越大。目前市场上正规厂家生产的的血糖仪准确性都相当高。

②操作简单，显示屏幕大，数字清晰，结果显示快而准。

③最主要考虑的不仅是仪器的价格，更重要的是精准度，耗材如试纸价格花费更大，因此要考虑试纸的价格是否相对合理并能长期供应。贵的并不一定是最好的，最适合你使用的才是最好的。国外购买的还要看国内当地的试纸供应等情况而定。个人使用最好选择单张包装以防受潮。

经济条件好的患者，多考虑痛苦小、采血量少甚至是无创型血糖仪；经济条件欠佳的患者，主要考虑试纸价格和稳定的供应，要避免"买得起用不起"的无奈。

④咨询专业医生。

⑤选择售后服务好、有专业技术保障、有一定品牌效应的合格血糖仪。

针对老年糖尿病患者的情况，目前有"一键式"的"傻瓜血糖仪"，就是所有的操作由一键来完成。整个操作全自动：按一次键，试纸自动弹出，然后采血、吸入血样、显示结果（无需调码），再按一次，弹出废弃试纸。针对老年人的视力问题，有的血糖仪还有发声功能。

有的血糖仪不但具备测血糖的功能，还可以测血压，保存上百条血糖记录，还能计算7天、14天、30天的平均血糖；有些血糖仪连上数据线就能在电脑上自动绘制一周或一个月的血糖曲线等等。具备这些功能的血糖仪价格也会贵许多。购买著名品牌血糖仪会比较放心，但没有必要买最新型的，因为最新未必最稳定。

三、血糖仪的使用

(一) 怎样无痛测血糖

1. 在采血前用温水、皂液或酒精（不宜用含碘消毒剂）消毒手指，待干燥后采血，以免稀释血液标本。冬天采血，先采取措施温暖双手，待手指血液循环改善再采血，确保采血一次成功。在手掌大、小鱼际肌处采血，血液更丰富，痛感小，可以选择。

2. 选择无痛采血笔。

3. 在手指的侧面采血，但不要太接近指甲边缘，从近指根往离采血点 0.5～1.0cm 处向指尖轻轻挤血。因手指的侧面神经末梢较少，可减轻疼痛。英国糖尿病协会认为测血糖应该测环指（无名指）、中指和小指，不推荐测示指和大拇指。无名指血液丰富，活动量少，不易感染，因此是最佳选择。

4. 正确推压手指。采血前手指下垂 10～15s，可以避免针扎后用力挤血而造成组织液混入血液标本中。

5. 手指（拇指除外）轮换采血。采血针刺入适中，不可太浅，太浅出血量少；太深，出血过多且痛感加重。

6. 采血量不宜过多或过少。

7. 避免将血糖仪置于电磁场附近，它的工作温度是 10～40℃、湿度是 20%～80%。

8. 及时校准血糖仪。不要使用过期和失效的模拟血糖液，模拟血糖液不宜保存在 >30℃ 环境下，不宜冷藏，更不要冷冻。

（二）血糖试纸的保管

试纸应在干燥、避光、10℃～40℃温度下保存。

（三）血糖仪的保养

定期校准，减少血糖仪测量值和实验室检测参考值之间的差异。

定期清洁和保养血糖仪，不宜用清洁剂清洗，用软布蘸清水擦拭即可。一般血糖仪在测试了 2 000 条以上的试纸条后准确性明显下降，都要进行校准。校准后，要将自己的血糖仪带至医院测静脉血糖，同时再测一次指血血糖以作比较，来检验你的血糖仪的准确性。

血糖仪应存放在 -40℃～70℃ 的环境中，湿度不超过 85%。也不要存放在电磁场附近（如电视机旁）。

如果通过 FDA 认证，同时达到国际标准化要求（ISO 15197）的血糖仪，它的精确度是可靠的。

> 深度阅读

指血血糖和静脉血糖的差异

目前指血血糖和静脉血糖都是采用葡萄糖氧化酶法测定的，指血血糖是采用简易的快速血糖仪测定的末梢毛细血管中全血葡萄糖浓度（等于稀释了），静脉血糖是采用较精密的生化仪器测定静脉血浆中的葡萄糖浓度（血液凝固后的液体部分，等于浓缩了）。一般来说，两者的差值约为 0.5mmol/L，如果是空腹情况下则两者相差无几，饭后 2h 内毛细血管血糖应该略高于静脉血糖。化验室抽血测的是静脉血浆的血糖，由于血浆滤去了含糖较少的红细胞,所以空腹状态,化验室的血糖值通常比血糖仪高10%左右。但经过胃肠道吸收的糖首先进入动脉,然后经过毛细血管进入组织进行代谢后再回到静脉系统,因此,毛细血管内的全血血糖浓度要高于静脉血血糖浓度,两者相抵,结果大致相当。

有的血糖仪测试值已校准成静脉血浆葡萄糖数值,但有的未做校准。

国际认证血糖仪统一标准:ISO 15197,要求血糖仪检测数值与静脉血糖值有很好的相关性。当血糖浓度 < 4.2mmol/L,正负误差不超过 0.83mmol/L;当血糖浓度 ≥ 4.2mmol/L,正负误差不超过 20%。通过认证的血糖仪就能够满足临床的监测要求（相对来说,强生、雅培、京都世界三大品牌的血糖仪品质比较优秀）。指血血糖用于糖尿病患者治疗过程中血糖的监测和疗效的评估,不能用作糖尿病的诊断。把自己的血糖仪定期与医院生化检测对比是一个好办法。全血换算为血浆血糖值时,要在全血血糖值的基础上加 15%。

四、常见血糖仪比较

常见的血糖仪情况如下（表7-11）:

表 7-11 常见血糖仪比较

品牌	厂家	检测方法	血样量（μl）	测试时间（s）	测试部位	记忆功能（条）	续加血样时间（s）	特　点
舒坦利	雅培 Thera Sense	库仑电量法	0.3	5～15	手指、手掌、前臂、上臂、大小腿	250	60	测试部位多，续加血样时间长
安妥	雅培 Medisense	安培电极法	2.5	20	手指	450	30	
稳豪	强生 Lifescan	比色法	1	5	手指、前臂	150	无	售后服务最好的大品牌厂家之一，使用人群最多的型号
稳步		比色法	10	15	手指	150	无	
稳灵		安培电极法	2.5	15	手指	150	无	
优越	罗氏 Roche	安培电极法	4	26	手指	100	15	操作较简单，最早的血糖仪生产厂家之一
乐康全 2		比色法	2	10	手指	125	无	
乐康全 3		比色法	1	5	手指、前臂	200	无	
京都Ⅱ	日本京都	安培电极法	3	30	手指	20	无	价格较低

五、未来的新式血糖监测仪器

(一) 微型珠测血糖

日本东京大学一个研究小组,正在研发一种微型荧光珠,这种荧光珠的发光强度随血糖值变化,利用这种变化来制造面向糖尿病患者的血糖值测量仪。如果使用这种血糖仪,患者测血糖可随时进行,且无创伤。

(二) 隐形变色眼镜测血糖

眼泪中的葡萄糖含量与血浆中的葡萄糖含量非常接近,在凝胶镜片中嵌入一些极微小的纳米颗粒,对眼泪中的葡萄糖分子发生作用而引起化学反应,从而使镜片的颜色发生变化,告知戴眼镜的糖尿病患者血糖是否合适、太高、太低。

(三) 手表血糖仪

像手表一样戴在手腕上,血糖低于 4.7mmol/L 可报警,美国 2002 年批准在儿童糖尿病患者中使用。

(四) 无创血糖仪

这种血糖仪用红外线照射人体,与血糖无关的人体组织比如皮肤、骨骼、肌肉、水等,吸收大量红外线,余留少量代表血糖特征的反射或吸收的红外线,从中提取血糖值。虽然,这是血糖仪的发展趋势,但仍有待进一步研究改进。

角膜血糖仪、泪糖测定仪、测唾液查血糖、感应皮下组织液葡萄糖的"血糖表"、光谱分析仪、热感应分析仪、聚光断层摄影等血糖仪,正在研制中。

此外,还有臂膀植入血糖仪。目前,美国加州大学圣迭戈分校有人正在研究无线血糖传感器在猪身上试验成功,信号可传输到手机。

第九节　糖尿病的中医中药治疗

糖尿病在祖国医学中属"消渴"的范畴,"消渴"之名及理论始于《黄帝内经》,启蒙于两汉,发展于唐、宋、金、元,成熟于明清,解放后进入辨证论治临床研究的新时期。公元 600 年中国唐代医家甄立言在《古今录验方》中记载:"渴而饮水多,小便数,无脂似麸片甜者皆消渴。"发现了尿甜现象,是世界上最早的关于糖尿病患者尿甜、有水果气味的文字记载,比 1675 年英国医生 Thomas Willis 发现糖尿病尿甜早 1 000 多年。

我国西汉淳于意的"诊籍"(见《史记·扁鹊仓公列传》)中,有"肺消瘅"一案记载,是糖尿病的最早医案。

一、病因病机

祖国医学认为,本病多因素体阴虚、五脏柔弱、饮食不节、情志不调、过于疲劳、肾阴亏损所致。肺、胃、肾三脏热灼阴虚,造成肺燥、胃热、肾虚,三者之中各有偏重,但又紧密相联。以口渴引饮、消谷善饥、尿频量多、形体日益消瘦的病症为表现。热病火燥、肾虚固摄无权而致五脏柔弱,久郁化火,积热伤津,火灼损阴,耗精伤肾，元气不升。阴虚是糖尿病发病的实质，脾虚是糖尿病不愈的根本，血瘀是糖尿病慢性并发症产生的关键。

《黄帝内经》认为心脾功能失常、过食肥甘、情志失调是主要病因，胃肠热结、耗精伤液是为主要病机。其病机关键在于阴精亏损，燥热内盛，而尤以阴虚为要。阴虚为本，燥热为标，两者互为因果，贯穿消渴病的整个病程中，通常把肺燥为主，口渴多饮症状较突出者，称为"上消"；以胃热为主，多食善饥症状突出者，称为"中消"；以肾虚为主，多尿如脂症状突出者，称"下消"。

消渴病发展的三个阶段：脾瘅期（即消渴病前期），特征是口甘、肥胖，病因是过食肥甘；肥生内热，其气上溢发展为消渴期，特征是口渴、多饮、消谷善饥；病情发展即进入消瘅期，可发生各种并发症。"脾瘅"、"消渴"、"消瘅"非常类似于西医所说的"糖尿病前期"、"糖尿病发病期"和"糖尿病并发症期"。

目前临床辨证多分为三型：阴虚热盛型，热盛为主，兼见阴虚；气阴两虚型，气虚为主，兼见阴虚，此型占绝大多数；阴阳两虚，阳虚为主，兼见阴虚。究其根本，阴虚为本，贯穿始终。三型辨证标准被卫生部制订的《中药新药临床研究指导原则》所采纳。

祖国传统医学对糖尿病及其并发症的治疗具有悠久的历史，并积累了许多宝贵经验。中、西医治疗糖尿病各有所长也各有所短，西医优势在于疗效尤其是降糖效果明显，特别是治疗急性并发症优势强；中医治疗糖尿病的优势在于通过辨证施治，能够很好地减轻临床症状如口干、乏力等，改善患者的生活质量，在延缓糖尿病的并发症发展速度方面，比西医有明显的优势。但目前尚未发现降糖作用显著的中药，在治疗糖尿病的各个环节上还没有直接的、明确的、有循证医学证据的治疗结果，临床发现单用中药较难达到预期疗效。

大量研究证实：中医治疗 2 型糖尿病能明显改善"三多"症状，恢复体力，辅助降糖，延缓慢性并发症的发生、发展。其机制是多途径的，其一是通过综合调理作用，补五脏，益精气，祛瘀血，标本同治，使体内的阴阳失调、气血紊乱、脏腑功能虚弱逐步恢复；其二是部分中药有一定的降糖作用，如黄芪、人参、生地黄、葛根、天花粉等。最近研究表明，中药降糖作用机制还包括调整内源性胰岛素分泌、减轻胰岛素抵抗、改善微循环、提高机体清除自由基的能力等。中药治疗不仅可以辅助降糖、改善症状，而且还可以延缓糖尿病血管、神经并发症的发生和发展。

中医药在消渴（糖尿病）的理论和治疗上自成体系，"瞻前顾后"，所谓瞻前即"未病先防"，所谓顾后即"既病防变"。采用中医药、针灸、气功、饮食、运动、民间单方验方综合治疗，在糖尿病的防治上发挥了重要作用。

中医治疗强调整体调治、综合治疗，从时空观上进行个体化治疗，辨证灵活，多靶点，多途径，多水平，符合现代人崇尚"回归自然"的身心需求。强调："治上消者，宜润其肺，兼清其胃"；"治中消者，宜清其胃，兼滋其肾"；"治下消者，宜滋其肾，兼补其肺"。主张标本兼治，疗效稳定，副作用少，尤其是在糖尿病并发症治疗方面特点突出，并且方法多，针对病因病机把养阴、健脾、益气、生津、活血巧妙地组合在一起，合理运用中医药提高机体免疫力、抵抗力、应激性，对防治 2 型糖尿病及其慢性并发症是很有效果的。使用频率最高的中草药是人参、葛根、玄参、地黄、天花粉、泽泻、麦冬、黄连、黄芪、山药、知母、芍药。中药如地黄、黄芪、甘草、龙胆草、金银花等具有养阴清热，益气生津的作用，经现代研究和临床运用是很有效的。有研究表明黄连素、水飞蓟素、黄芪、金银花有类似胰岛素增敏剂的作用，且副作用少。使用中药整体调节，辅助降糖。

清代著名温病学家叶天士的"玉泉散"和金元四大医家之一的朱丹溪"消渴方"都是治疗"消渴病"的常用方剂。

消渴病的发展规律一般是早期燥热津伤，中期气阴两虚，晚期阴阳两虚，可兼夹血瘀等证候。临床以气阴两虚多见，以益气养阴法为主。除中医药外，还有针灸、按摩、理疗、心理疗法；太极、气功、八段锦等养生运动疗法，心身同治。中药还可以外治糖尿病足。

饮食上辨证择膳是中医特色之一，利用药用食物或药膳的偏性，来纠正患者阴阳气血的偏胜偏衰。

要注意的是，一些不法厂商、药商为牟取不义之财，声称纯中药（其实加有西药成分）治本又治标且无副作用，快乐降糖，误导消费者，说穿了他们眼睛只盯着患者的钱包，糖尿病患者一定要擦亮眼睛，注意识别，切莫上当，散费钱财事小，贻误治疗事大。

消渴与糖尿病的内涵与外延是不对等的，"消渴"并不等于糖尿病，其他如甲亢、尿崩症等有消渴证候，也属于消渴病。

二、辨证论治

1. 上消（肺消）

临床表现：口渴引饮，随饮随渴，咽干灼热，尿多色黄或甘，舌红少津，苔黄脉数。

治疗法则：清热生津，润燥止渴。

处方用药：消渴方加减。

2. 中消（胃消）

临床表现：烦渴多饮，多食善饥，自汗，形体消瘦，小便频数，大便燥结，脉象滑数或细数。

治疗法则：清胃泻火。

处方用药：调胃承气汤加黄芩、黄连。

3. 下消（肾消）

临床表现：尿频量多，味甘如膏，烦渴喜饮，舌绛，脉细数。

治疗法则：滋阴补肾。

处方用药：六味地黄汤加减。

针灸在改善多饮、多食、多尿以及乏力、肢体麻木、肢体疼痛等症状方面有一定的疗效。

第八章
糖尿病的三级预防、定期体检和生活管理

第一节 糖尿病的三级预防

要想最大限度地遏制糖尿病的发生发展,还得从源头上抓起,认真搞好三级预防,特别是对重点人群定期检查,做到早预防、早发现、早治疗、早获益。

一、一级预防——未病先防

糖尿病的一级预防就是未病先防,预防糖尿病的发生。随着社会的进步,人们生活水平不断提高,衣食无忧,出门有的士,进门有电梯,造成了肥胖,肥胖又为糖尿病的发生提供了良好的土壤。因此要在全民中进行糖尿病教育,了解糖尿病的发生、表现、危害、危险因素、预防,保持良好的生活方式,提倡科学饮食,参加体育运动,戒烟限酒,保持心态平和。特别要对重点人群开展筛查,发现有糖耐量减低(IGT)或空腹血糖调节受损(IFG)时,及早进行干预。采取恰当的生活方式干预和药物治疗,逆转糖尿病前期,是预防糖尿病前期发展为2型糖尿病的关键。

筛查的重点人群，主要是指：①年龄≥45岁，BMI≥24，尤其是腹围男≥90cm、女≥80cm者；②以往筛查中发现有IGT或IFG者；③有高血压、高血脂、冠心病者；④有糖尿病家族史特别是2型糖尿病患者的一级亲属；⑤常年不参加体育活动的肥胖者，尤其是腹型肥胖者；⑥有妊娠糖尿病病史者、有分娩巨大儿（出生体重>4kg）者及患有多囊卵巢综合征者；⑦经常使用糖皮质激素、利尿剂等治疗的患者。

一级预防的目的是在全民进行糖尿病教育的基础上，针对重点人群进行筛查，及时发现并逆转糖尿病前期，预防糖尿病发生。

二、二级预防——已病防变（防并发症）

糖尿病不可怕，可怕的是并发症。糖尿病的二级预防，是对确诊的糖尿病患者进行积极有效的治疗，尽快使血糖、血脂、血压、血液黏稠度达标，预防并发症尤其是慢性并发症的发生。定期进行相关并发症的筛查，尤其是预防视网膜病变、冠心病、高血压、脑出血、糖尿病肾病、糖尿病足等严重并发症，密切注视并发症的发生、发展情况，密切观察如高血压、高血脂及心脑血管疾病的控制情况，加强以控制血糖为主的相关治疗措施。

1. 二级预防的目的

最大限度地防止、延缓并发症的发生，尤其是重要并发症的发生。

对糖尿病患者加强糖尿病教育的同时，尤其要提高对并发症的危害性、严重性和可控性的认识，消除危险因素和积极采取预防措施。

（1）健康的生活方式是治疗的基础，应根据自身情况合理安排工作、学习，制订科学的饮食、运动治疗方案。

（2）糖尿病治疗要全面达标，即除血糖控制达标外，还要求血脂、血压正常或基本接近正常，体重保持在正常范围以内。控制了血糖就为控制糖尿病的血管和微血管病变打下了坚实的基础，并发症就会明显下降。

2. 糖尿病并发症的筛查

一旦确诊为2型糖尿病，尤其是新发现的糖尿病患者，应尽早进行并发症的筛查，以便及时发现和治疗。

初查项目包括：①眼：视力、眼底；②心脏：血压、心电图及动态心电图；③肾：尿常规、24h尿微量蛋白定量或尿蛋白与肌酐比值、肾功能；④神经系统：腱反射、音叉振动觉、尼龙丝触觉；⑤足：足动脉搏动、缺血情况、皮肤色泽、破溃、感染等；⑥血液生化：血脂、心肌酶、电解质；⑦身高、体重。

如有必要可做进一步检查。并发症筛查应一年一次。

三、三级预防——已变防残

2型糖尿病突破了第二道防线便出现了并发症，形势非常严峻，一定要迅速筑好第三道防线，减少致残率和死亡率，改善和提高糖尿病患者的生存质量。防残、防早亡，在做好前面二级预防的基础上，更加注重血糖、血脂、血压达标。特别要注意，密切观察心脑血管病变的变化，防心肌梗死、脑梗死；严密控制眼底病变，是防盲的重要举措；糖尿病足的防治也不可掉以轻心。

糖尿病的控制，首先在防，使其不发生糖尿病；其次，患了糖尿病尽早预防、逆转或延缓并发症的发生和发展。通过有效预防和积极治疗，慢性并发症在早期是可以终止或逆转的，这样就起到了减少致残率和死亡率的防火墙作用。三级预防需要各学科共同努力。

糖尿病预防所构成的三大防线构筑布设得及时、合理、牢固，大部分糖尿病是可以预防的，即使患了糖尿病，也会使患者的心身健康损失降低到最低程度。

第二节 定期体检

一、目的

1. 了解血糖控制情况。

2. 及时掌握糖尿病病情的动态变化，有无并发症（如眼底、肾功能、神经病变）及进展变化情况，有无其他合并症问题如血压、血脂情况。

3. 目前治疗是否到位，血糖、血脂、血压、血液黏稠度是否控制到理想水平，体重控制是否达标。

4. 根据结果制订就诊时间。

5. 到医院复查时，同平常一样服用降糖药。

二、体检时间表

1. 一个月一查的体检项目

空腹血糖、餐后血糖、血压、体重、腰围、有否神经病变（肢体麻木、感觉减退、疼痛、畸形、胼胝、水疱、溃疡、足部肌肉萎缩等）。

2. 三个月一查的项目

糖化血红蛋白。

3. 六个月一查的项目

足部检查（包括动脉搏动和神经病变的检查）、血脂（包括胆固醇、三酰甘油、高密度脂蛋白、低密度脂蛋白等）、尿蛋白、尿常规、心电图。

4. 一年一查的项目

视力和眼底、血常规、肝功能、肾功能、尿微量蛋白等，下肢血管超声及造影、骨密度。

糖尿病患者应根据自己的饮食、运动、监测、用药等治疗过程做一个详细记录，建立一个自己的病情档案，以便分析、治疗。

附：

美国发布的预防糖尿病的六点指南：

1. 减掉过多的体重。适度减轻体重（人体重的7%）可以切断患糖尿病的危险。
2. 尽量少吃含脂肪、热量高的食物。
3. 尽量少吃高糖类或高蛋白食物。

4. 多吃高纤维食物。

5. 多吃整粒的谷物。

6. 经常锻炼身体，每周保证2.5h的锻炼时间（最好先与医生商量一下）。

第三节　生活管理

一、参加工作

一般的工作糖友都能胜任。应该鼓励糖尿病病友参加工作，为社会作出应有的贡献，实现自我价值，得到社会的认同。适当的工作可以使糖友保持心情愉快，对身体的锻炼也有好处。更重要的是，有了工作也就能缓解糖友的经济压力。

但是，应该避免一些不适合的工作，如：

1. 时间不规律的工作，时间长的工作，特别是晚夜班的工作。过多的晚夜班会打乱作息时间，影响饮食和用药。

2. 高空或危险机械操作等相对危险的工作。

3. 容易造成糖友并发症加剧的工作，比如焊工、汽车司机等。

4. 按照国际公约，不允许进行胰岛素治疗的糖尿病患者持有商务飞行员的执照。

5. 有些国家不允许胰岛素治疗的糖尿病患者持有客运或货运司机执照。

二、驾驶汽车

头脑清醒、思维敏捷是安全驾驶的根本保证。驾车时必须精力高度集中，体力和精力消耗都很大，而且生活规律性差，常不能正常进餐，而这些都是糖尿病的危险因素。随着糖尿病病程的进展，糖尿病患者各个系统和器官均会有不同程度的损害，因此，糖尿病患者开车存在一定的潜在风险。患有糖尿病的司机易发生交通事故，主要原因是：①低血糖，尤其是注射胰岛素者，低血糖时使大脑功能紊乱，判断力下降。加拿大学者研究发现，严格血糖控制或将升高糖尿病患者交通事故的风险。②发生周围神经病变后，肢体感觉功能减退。③糖尿病并发白内障、视网膜病变突然恶化导致视力严重减退，容易发生车祸。

一些国家规定，凡是接受胰岛素（甚至磺脲类药物）治疗的糖尿病患者是不得驾车的。我国虽然对糖尿病患者是否开车尚未做出明确限制，但是为了自己和他人的安全，开车前对自己做个风险评估完全是必要的：

1. 血糖是否正常。血糖不能过高也不能过低，最好是在 4.0～10mmol/L 为好，太高有危险，太低不安全，最好在开车前半小时避免用药，以免药物作用的高峰期正在行车。

2. 视力是否符合汽车驾驶的要求。

3. 血压如何，开车时手脚是否灵活。

4. 定期作眼科及视力检查，并及早进行矫治。

5. 积极治疗神经病变，改善下肢感觉。

6. 头脑是否清醒，是否会出现脑梗死、心肌梗死的可能。

其次，要注意的是：①血糖基本平稳，在开车途中最好每隔3～4h停车休息、加餐一次，在两餐中开车最好。②随身携带"糖尿病急救卡"、血糖仪、常用药品、食品（如含糖饮料、糖果、甜点等）。③定期到医院体检和检查车况。

此外，患有糖尿病的驾驶者必须熟悉发生低血糖的早期征兆，随身携带较多的食物备用。长途驾驶员一定要有人伴行，并随身携带糖尿病病情介绍卡，以便途中发生严重低血糖等意外情况时能及时得到医疗救治，如果不能胜任，不要开车，以防不测。糖尿病患者不要选择做职业司机。

三、旅游

旅游可以陶冶性情，调节身心，有利于减轻体重，对糖尿病患者是一种有益活动。但是，由于旅途中的环境、生活习惯、饮食、体力活动等改变，可以引起血糖波动，给服药或胰岛素注射带来诸多不便，所以要做好充分准备，尽量保持原有的生活习惯。糖尿病患者完全可以参加包括国外行程的旅游活动，如果出国旅游，则需要提前2个月左右做好准备，有的机场对携带的药品管理特别严格，应该给医生足够的时间评估你是否可以出国旅游并给你开出证明。

1. 短程旅游

一般影响不大，可酌情参考远程旅游的准备工作。

2. 远程旅游

（1）行前准备：

① 糖尿病患者病情必须稳定，行前要到医院咨询专科医生，做一次检查，除一般的糖尿病检查外，重点要对血压、心脏、足、眼底做一次检查，同时请医生写一份病情简介，以备万一出现意外时为接诊医生提供病情参考，以便后顾无忧。

② 结伴而行，有较严重糖尿病并发症患者，最好听从专业医生的意见，并且由亲属陪同。

③ 需对旅游的行期、行程、交通、气候及饮食供应和医疗条件充分了解，根据所掌握的信息并结合自身情况做出妥善安排。

④ 备有便携式血糖仪，便于行程中监测血糖，及时调整生活方式及降糖药物剂量。

⑤ 足量的降糖药物（包括胰岛素注射的必备配套器具）和各种常用药物如感冒药、腹泻药、晕车药、护创膏等；胰岛素要随身携带，不可随行李托运。要准备两份，分开放置以防丢失。

⑥ 根据天气情况配备适当的衣服，宽松舒适的平底鞋及干燥、吸水性能好的棉袜，配备适宜走路、爬山、防雨、遮阳防晒等用具以降低受伤系数。

⑦ 制备好糖尿病病情卡随身携带，记录患者姓名、家庭住址、电话、经常就诊的医院和医生、亲人联系方式、自己的就诊情况、目前服药情况（如药名、剂量、服药时间）；在背面还可写上：我是 X 型糖尿病患者，如果发现我神志不清、出冷汗，可能是低血糖反应，请给我一杯糖水或含糖饮料；如果我还未醒，请电话通知 120 和我的家人，谢谢！有人说这张病情卡是一张保命卡。

⑧ 如有可能，要和平时看病的医生建立联系途径，以便出现紧急情况时咨询联系。要列出一张备忘录：如医生建议和联系方式、

药品、食物准备及其他一些相关事宜，一一列出清单，检查各项的落实情况。

（2）行程中注意事项：

① 游玩要留有余地，避免过度疲劳，旅途中隔一小时左右要活动一下筋骨；如果长时间乘坐飞机，每隔一小时要在机舱里走动，以防发生"经济舱综合征"［所谓"经济舱综合征"是指乘座飞机（经济舱）时，因为长时间在狭窄的空间内坐着，下肢静脉血流不畅，容易形成血栓而引发脑梗死，尤其糖尿病患者更应警惕］；长时间坐车可出现下肢肿胀，医学上称之为"旅行者水肿"，因此长时间坐车不要总是坐着，要经常变换体位，抬高下肢，方便的话应该适当走动。

② 注意逐步适应地区性时间差引起的进食、休息改变。

③ 注意搜集旅游目的地的饮食习惯和内容以便调整食物交换，保持饮食热量平衡，尤其要注意防止低血糖的发生，做好应急措施。

④ 注意血糖监测，及时调整饮食和药物。

⑤ 注意饮食卫生，防止"旅游者腹泻"发生；避免呼吸道感染；避免外伤；保护好眼睛，尤其是有眼部并发症的患者。

⑥ 做好足部护理。

⑦ 保证充足的睡眠。旅途劳累而兴奋，加之陌生的环境，一些糖友很容易失眠，因此，要安排好起居时间，尽量与平时的生活与作息时间习惯保持一致，睡前不要太兴奋，临睡时可以洗一个热水澡，然后做全身按摩。

四、赴宴和外出就餐

赴宴、聚餐及旅游等外出就餐是社会活动不可缺少的内容，然而宴席上多是高热量、高蛋白、高脂肪、高糖食品，糖尿病患者该怎样面对这美味佳肴的诱惑和亲朋难却的盛情？打破平时保持的饮食习惯，偶而为之，并非不可，这就要根据自己的病情，掌握在控制总热量的原则下，采用少吃多尝、少荤多素、少精多粗、少酒多茶的方法应对，同时还要注意：

1. 随身携带少量食物以备延迟用餐时用。

2. 随身携带平时备用的降糖药物，按时服用。

3. 饮料宜用矿泉水、苏打水、茶，也可酌情饮用 100ml 左右的低（甜）度酒。忌用含糖饮料和烈酒，如饮料含糖量过高，最好兑适当的水。提前准备一些回绝劝酒的理由，如开车、肝功能不好、医生让戒酒等健康原因回绝，这样既不伤感情，也不会难却盛情而难堪。

4. 点菜时选择低热、低脂、低糖菜肴，不吃肥肉、动物内脏、鸡鸭皮；不吃油炸、糖渍食品和奶制品，多选用蒸、煮、拌、炖烹调方法制作的菜。

5. 糖尿病患者吃火锅宜选清汤锅底，最好是 7 份菜、2 份豆制品、1 份肉（最好是选择含油较少的鱼、虾、鸡肉、瘦肉之类）。吃火锅时，宜先"涮蔬菜"后"涮肉"，因为先涮肉，火锅汤中油增加，也不宜喝锅底汤。同时，要把握好火候，涮的时间太短，口感很"嫩"，但肉类未能涮熟，对胃不好；涮的时间太长，易出现维生素流失。蘸料能量含量不能过高。

6. 控制食物总量，主食选米饭、蒸馒头、汤面等，避免炒饭、炸面等。

7. 餐后若饮食量超出平时，则应做适宜运动，以利葡萄糖的利用，避免血糖明显升高；酌情服用降糖药物；减少下一次进餐量。

五、素食糖尿病患者饮食技巧

当今，许多人出于健康、减肥、宗教信仰等原因奉行素食。虽然素食能降低心、肾、视网膜等并发症的风险，但是也带来了一部分人的营养缺乏问题，尤其是人体需要的优质蛋白质摄入不足，部分维生素和微量元素缺乏。素食大致分为：①蛋乳素食：食物为蛋类＋植物性食物（含豆类）；②乳素食：食物为植物性食物（含豆类）＋乳制品；③纯素食：食物为植物性食物；④类素食：隔日吃素，只吃鱼或动物类加工产品的素食者。

在奉行素食的同时，也应注意：

1. 吃素也要按照在总热量的控制下选用食物，注意防止热量过多和脂肪供热比例偏大，如控制植物油的摄入。

2. 预防营养缺乏。首先保障营养摄入能满足身体代谢的需要，防止如钙、铁等及维生素的缺乏，适当选择杂粮、绿叶蔬菜。多晒太阳以提高体内维生素 D 的水平。乳类素食者可每天摄入 300～400g 牛奶或其他适量乳制品，可以基本解决缺钙的问题。

六、结婚生育建议

1. 择偶结婚

血糖控制良好,糖尿病患者也可正常恋爱、结婚。糖尿病虽不是百分之百遗传,但还是有遗传倾向的,因此,最好选择无糖尿病的人婚配,以减少下一代患糖尿病的危险性。若双方均为糖尿病患者,但因感情关系一定要结婚,最好采取避孕措施,当然也可以生育。

2. 生育

男性糖尿病患者生育不存在什么问题。女性糖尿病患者每一次妊娠和分娩对产妇都要带来负担和风险,因此不宜多生,但迟生不如早生,病程越长,并发症将渐渐加重,危险越多。稳定的血糖控制是妊娠、分娩的前提,尤其是孕前3个月一定要控制好血糖,使血糖尽可能接近正常,而且必须进行胰岛素治疗,并要注意防止低血糖的发生,才能减少产科及胎、婴儿并发症。

一般说来,只要能在妊娠期间保持血糖基本正常,不仅可以怀孕,也能获得一个健康可爱的小宝宝。在妊娠期间要注意学习有关糖尿病妊娠、生产和哺乳方面的知识;饮食控制适当放宽,以保证孕妇、胎儿的营养需求;坚持适量运动;停用口服降糖药改用胰岛素治疗;定期做产前检查和血糖监测。糖妈妈即使用胰岛素也可以哺乳,但不宜使用口服降糖药尤其是磺脲类药物,以免影响小宝宝生长发育。

七、性生活

糖尿病对男性性功能影响很大，使得男性性激素和促性腺激素发生障碍，以致相应的性激素水平降低，造成生殖内分泌激素功能障碍，阴茎动脉管腔变窄，供血量减少，造成勃起功能障碍（ED），是糖尿病患者的常见并发症，也可能是糖尿病的较早期症状之一，并且多是器质性的。常表现为勃起不坚、插入困难、阳痿早泄、性欲减退、性高潮及射精功能障碍，给男性病友带来了难言之隐。因此，勃起功能障碍是仅次于失明和截肢的第三大致残性病变。糖尿病的心血管病变使得血管壁发生痉挛，导致供血减少，进而也损害勃起功能，另外，阴部大血管硬化及阴茎微血管改变，甚至微血管闭塞，也是糖尿病性阳痿的重要原因。此外，性激素减少，进而降低了兴奋性，睾酮的生物效应难以表达，糖尿病性神经病变等也可影响阴茎勃起。国内对糖尿病患者的生活质量进行调查，我国糖尿病患者ED 的患病率接近 80%。

美国宾夕法尼亚大学迈克乐·西里戈廉教授指出，"性生活也是一种体育锻炼"。适当的性生活，对糖尿病患者来说是有益的。没有资料证明糖尿病患者的正常性生活使病情加重或恶化。良好的性功能状态是"性"福的源泉。不过，当糖尿病患者出现严重的并发症，尤其是心、脑、肾受到比较严重的损害时，性生活应该节制，不宜过频、过度，时间也不宜过长，也不宜过度兴奋，应以性生活过后无特殊不适为度。

糖尿病患者并发性功能障碍，可分为心理性阳痿和器质性阳痿。相当一部分是属于前者，多为心理因素造成，而心情紧张、失去信心、焦虑情绪、害怕过性生活会使心理压力加大，更进一步加重阳痿程度。随着病情进一步发展，轻度性功能障碍没有得到及时治疗，阴部血管硬化，阴茎微血管闭塞，最后发展成为器质性阳痿。

面对性生活怎么办？

1. 首先，控制好血糖，使之达标，防止或延缓并发症尤其是血管器质性病变的发生。

2. 治疗应遵循安全、有效、经济、简便、综合的原则，心理疏导和药物治疗并举，除基本的糖尿病治疗外，辅以 B 族维生素、扩血管药物、益肾壮阳中药或针灸治疗，同时戒烟戒酒。

3. 采用心理疗法，配偶要体贴关心，妻子鼓励丈夫过性生活，解除性生活时的焦虑心情，做全身各部位、全方位的抚摸训练，同时，适当的心理疏导也是十分必要和有益的。

4. 进行合理的药物治疗，包括口服药物和局部药物，如西地那非（艾力达）、他达拉非（希爱力）等，都可以明显改善糖尿病患者阳痿的症状，但要注意这类药物可能会引起心血管方面的副作用，服药前要对心脏功能和用药进行评估。局部用药有前列地尔（前列腺素 E1）等经尿道置入，罂粟碱等药物行阴茎海绵体注射。

5. 器质性阳痿也可进行手术治疗，如阴茎内药物注射法、真空泵法等等。

八、预防接种

糖尿病患者病情得到良好控制的情况下，可以进行预防接种，例如流感疫苗、肺炎疫苗接种等。

附录一　糖尿病语录

一、教育方面

对糖尿病知识了解最多的糖尿病患者，活得最长。

——Dr. Elliott P. Joslin（美国著名的糖尿病教育专家）

许多人不是死于疾病，而是死于无知。

——中岛宏博士（前世界卫生组织总干事）

减轻因为对糖尿病无知而付出的代价。

——世界卫生组织 1995 年对糖尿病防治提出的口号

不是每个人都能成为医生，但是每个人都能成为自己的医生。
你没有鞋，可是还有人没有脚。
糖尿病不能根治，但能控制，可以预见。
无知的人听媒体广告，聪明的人听医生忠告。
不跟感觉走，不跟广告走。

冠心病是糖尿病的头号杀手（大约 80% 的糖尿病死于冠心病）。

——姬秋和教授（第四军医大）

顺境，未必是一生的终曲，而困境，可能正是掀开顺境篇章的一个前奏。

——周晓慧（《糖尿病新世界》副社长）

莫道辛辛苦苦几十年，一病回到解放前；但看坎坎坷坷人生路，彩虹总在风雨后。

粗茶淡饭养胃，清新空气养肺，灿烂阳光晒背，忘却尘世疲惫苦累。

宠辱不惊，闲看庭前花开花落；去留无意，漫随天外云卷云舒。

United For Diabetes！（为了糖尿病，联合起来！）

——Martin Silink（澳大利亚悉尼大学教授）

教育改变生活，知识改变命运。知识就是力量，知识就是生命。

糖尿病教育是统帅，饮食疗法是基础，运动疗法是手段，药物疗法是关键，病情监测是保证。

如果无力改变现状，就去适应它；如果无力改变结果，就去迎接它；如果无力改变厄运，就去承受它……细细体会，是否感受到，生活之花在微笑中绚丽绽放。

——阿萌

一些2型糖尿病患者，早期因为症状很少，觉得无所谓，当出现了明显的症状特别是比较严重的并发症时，才觉得问题的严重性，忽视了糖尿病的隐秘性、渐进性和并发症的多样性、多发性和严重性。

糖尿病并不可怕，真正可怕的是对糖尿病的无知。

——廖二元教授 （中南大学）

——许樟荣教授 （解放军306医院）

如果男性腰围超过 90cm、女性腰围超过 80cm，就应该去医院接受糖尿病筛查。

——纪立农教授（北京大学）

人类所能犯的最大错误就是拿健康来换取其他身外之物！

——叔本华

吸烟不是一种嗜好，而是一种疾病。

——胡大一教授（北京大学）

糖尿病不可怕，可怕的是糖尿病的误诊误治，害人一生。

——张顺国

管住嘴，迈开腿；八分饱，八杯水；八千步，八时睡；三分酒，微微醉。不攀比，不受罪；不对比，不富贵；有头脑，没心肺；养心汤，一百岁。

——洪昭光教授（北京安贞医院）

成瘾毒品摧毁健康，致家破人亡；烟酒致病等于慢性自杀；赌博使生活与人格堕落，都直接或间接加重糖尿病，宜戒除。

——伍汉文教授（中南大学）

最穷苦的人也不会为了金钱而放弃健康，但是最富有的人为了健康甘心情愿放弃所有的金钱。

——枸尔顿

高质量的糖尿病及其并发症的治疗，取决于对糖尿病患者的教育。

——Asal（瑞士糖尿病教育专家）

个人健康与寿命60%取决于自己；15%取决于遗传；10%取决于社会因素；8%取决于医疗条件；7%取决于气候的影响。

——世界卫生组织

人的一生中会有太多的无奈，每个人都无法选择命运，也无法控制生存的环境，但可以控制自己的心态，去适应环境，选择自己的生活方式，驾驭自己的人生。一个名人说得好，"一个朝着自己的目标永远前进的人，整个世界都会给他让路"，心态决定一切。

——何红哲（《糖尿病新世界》编辑部）

一胖百病生。

裤带越长，寿命越短。

认真，别太在意；轻松，别太随意。

二、治疗方面

上医治未病，中医治欲病，下医治已病。

——《黄帝内经》

有效降糖才是硬道理。

——英国前瞻性糖尿病研究

控制你的血糖，什么时候都不算晚。

——周晓慧（《糖尿病新世界》副社长）

监测是糖尿病治疗的指南针!

防治糖尿病要立足于一个早字：早预防、早检查、早发现、早治疗、早获益。

血糖的控制强调平稳、安全、有效，降血糖不是越快越好，在某些情况下，过快过速的降糖可能会招致严重的后果。

任何药物达到理想疗效都需要一段时间，不可能立竿见影，血糖也不是降得越快越好，下降太快，容易发生低血糖反应。

目前还没有证据证明磺脲类药物会"促使胰岛 B 细胞功能更快衰竭"。

中医治病，西医救命。

百姓的病就坏在一个"等"字上。"病人等疾病，医院等病人"；没病的等生病，得病的等复发，患者和医院两头等，延误了病症预防的最佳时间。

——胡大一教授（北大人民医院）

糖尿病患者应小心谨"肾"。

——常宝成主任医师（天津医科大学）

那些宣称没有任何毒副作用且能彻底根治糖尿病的所谓"纯中药制剂"，统统都是骗人的。

——王建华主任（济南医院糖尿病中心）

中药无论是单方还是复方制剂，其降糖作用都十分有限，更不能根治糖尿病。中医中药对糖尿病患者的作用，主要不是用来降糖，而是改善症状和防治慢性并发症。

——王秋月主任医师（中国医科大学）

如果一种药疗效不满意，药物剂量已接近到该种药上限，不要再盲目加大剂量，也不应再加另一个同一种类的药，而应另加一或两种不同作用环节的药物，因为前者可能会引起它们之间的竞争而增加毒副作用而不是降糖效果，后者由于作用原理不同，可以增加它们的互补性，增强降糖效果，减轻它们的毒副作用。

对于糖尿病合并高血压的患者来说，降血糖固然重要，但要把血压控制到正常水平可能更重要。

——刘尊永（中国糖尿病综合防治办主任）

糖尿病、高血压、冠心病是一条蔓上三只瓜，是难兄难弟。

——赵广兰（山东东平县）

以防为主，防治结合，不能平时的小病不看，等到病情严重时，甚至为了抢救患者使患者多活几天或者几小时花了一辈子的钱。

餐后血糖升高对糖尿病患者心脏的影响是灾难性的。

——Rury Holman（牛津大学糖尿病、内分泌代谢研究中心主席）

餐后高血糖是导致糖尿病心脑血管等并发症及加速血管动脉粥样硬化的罪魁祸首，是冠心病死亡的独立因素。

要从点（即时血糖）、线（空腹血糖和餐后血糖）、面（糖化血红蛋白）综合判断血糖的控制情况和全方位衡量判断疗效。

要节省糖尿病的治疗费用，关键在于减少慢性并发症，而减少慢性并发症的核心则在于降低糖化血红蛋白。

——赖雁妮（复旦华山医院）

中国糖尿病患病人数已达 9 240 万,肥胖是祸首。

——杨文英教授

1 种药加倍,不如 2 种药搭配。

——向红丁教授(北京协和医院)

现有的任何降糖手段都不能阻止胰岛 B 细胞的进一步衰退和疾病的进展。

糖尿病治疗的关键是消除胰岛素抵抗。

——刘彦君主任医师(解放军 306 医院)

2 型糖尿病的始动因素就是胰岛素抵抗,胰岛素抵抗是糖尿病及其大血管并发症的幕后真凶。

在 2 型糖尿病发生和发展的里程中,胰岛 B 细胞功能经历了从功能代偿、轻度失代偿、重度失代偿、完全失代偿这样一个残酷而又无奈的衰减历程。胰岛 B 细胞功能的进行性下降推动了糖尿病的发生发展。修复其功能越早越好。

胰岛素抵抗在糖尿病发病前数年就已出现,贯穿在 2 型糖尿病的整个病程中,一般来讲,当使用胰岛素治疗后,胰岛素增敏剂随之跟进使用。

改善胰岛素敏感性应贯穿于胰岛素抵抗和 T2DM 治疗的始终。

消瘦的糖尿病患者不宜服二甲双胍,因为它抑制食欲,降低体重,越治越瘦。

强化降糖并不能进一步降低死亡率,并且将血糖降至正常或接近正常,可能导致低血糖风险的增加。低血糖造成患者(尤其是老年患者）死亡的风险比发生心血管事件的死亡风险还要高。

——李光伟教授（中日友好医院）

从某种意义上来说，胰岛 B 细胞功能不全是糖尿病发生的前提，保护糖尿病患者残存胰岛 B 细胞功能有助血糖的良好控制。

——汝颖　叶山东（安徽省立医院）

胰岛素增敏剂的应用，应贯穿糖尿病发展的各阶段。

——武晋晓（北京军区总医院副主任医师）

胰岛素增敏剂早用早受益。

——李远征副主任医师（北京军区总医院）

目前有部分专家认为对于初发的患者，空腹血糖大于 12.0mmol/L，建议先使用一段时间胰岛素强化治疗，以减少胰岛 B 细胞的负担，逆转部分功能受损的胰岛 B 细胞，起到延缓病情的作用。

——吴捷　邹大进（第二军医大）

新诊断的 2 型糖尿病患者，其胰岛 B 细胞功能已经丧失 50% 左右，而且以每年 4.5% 左右的速度递减。早期，胰岛 B 细胞的病理变化是可逆的，补充外源性胰岛素，使胰岛 B 细胞得以休息以便功能有望得到恢复。因此，对于病程长达 10 年以上的患者，可能最后均需要用胰岛素来控制血糖。

胰岛素是给聪明的患者和聪明的医生使用的治疗手段。

Insulin for Life（为了生命，请接受胰岛素治疗）。

——1996 年世界糖尿病日主题

一个地区糖尿病患者胰岛素使用的多少,就代表了该地区糖尿病治疗水平的高低。

胰岛素治疗的成败则是"一天之际在于晨",只有空腹血糖控制良好,全天的血糖才可以控制良好、平稳。

——马学毅主任医师(北京304医院)

选择基础胰岛素,有效、安全、方便,一个都不能少。

——王洁纯(《糖尿病新世界杂志》记者)

对于2型糖尿病患者来说,最关键的是上午11点的血糖值,它关系到全天血糖水平,这一时刻的血糖浓度越高,其在11～17点时的血糖浓度上升就越为明显。

——路易·莫尼耶教授(法国糖尿病专家)

医疗安全就是钱。

三、饮食方面

糖尿病患者在总热量控制、均衡营养的基础上,食物选择的"三项原则":①什么都能吃;②什么都不能多吃;③特别是含糖多的食物不要吃或者少吃,如果吃了则主食少吃。

把吃出来的糖尿病,"饿"回去。

自助餐:浅尝辄止。

淡食最补人。

——中医摄食格言

多吃少动是2型糖尿病的发动机。

糖友主食要吃足、吃杂、吃好，但不要超量。

饭后不宜立即吸烟、吃水果、喝茶、运动、洗澡、睡觉。

对于糖尿病患者而言，饮食控制非常重要，可以说：失去饮食控制的任何治疗，都将以失败而告终。只有好的膳食，没有绝对好的食品。

——唐大寒教授（中南大学）

七八分饱人不老。

稳定血糖，从改变生活方式做起。

迈开腿，让糖尿病渐行渐远。

——殷立华

老年糖尿病患者一天饮食的一、二、三、四、五、六、七：

1杯牛奶（或豆浆）；2两饭（一餐）；3两荤菜（肉鱼蛋禽）；4钱油；5百克蔬菜；6克盐；7杯水（1 400~2 000ml）。

——茅丹副主任医师（苏州市立医院）

水要喝够，汗要出透，便要排清，才能长寿。

饮食治疗是糖尿病治疗的根基，在糖尿病治疗中占50%~60%的比重，这么说并不为过。

——刘尊永（中国糖尿病综合防治办主任）

改变生活方式是预防糖尿病的首要策略。

——David M. Nathan（哈佛医学院教授）

四、监测

糖化血红蛋白是糖尿病监测的"金标准"。

指血血糖用于糖尿病患者治疗过程中血糖的监测和疗效的评估，不能用作糖尿病的诊断。

花小钱监测，掌握血糖变化比花大钱住院更经济实惠。

光吃药不检查是糖尿病之大忌，许多磺脲类药物的药效随时间的推移逐渐减弱，如不注意复查出现继发性失效，实际形同未治。

五、运动方面

运动就其作用来说，可以代替任何药物，但所有的药物都不能代替运动的作用。

——蒂索　法国名医

亲近运动，远离疾病。

——周智广教授（中南大学）

运动是主动降糖，服药是被动降糖。

运动是健康的源泉，也是长寿的秘诀。

百练不如一走，步行是运动之王。

如果你能在10分钟内走完1 000米，说明健康状况良好；如果能在20分钟内走完2 000米，说明健康状况优秀；如果能在30分钟内走完3 000米，那么就已经达到了青壮年人的体能。

——专家推荐的自测健康公式

日本的糖尿病患病率随小汽车增加而增加。

——日本学者

附录二 省钱攻略

一、厘清看病贵的根源

患了糖尿病,是个无法回避的、严峻的现实问题,首当其冲当然就是一个"钱"字,用于糖尿病管理的费用对于患者乃至整个社会都是十分昂贵的。中华医学会糖尿病分会数据显示,我国糖尿病患者每年的直接医疗费用为3 500元,出现并发症的患者每年直接医疗费用平均6 000～13 000元。糖尿病是一个终身性疾病,因此有人说:"辛辛苦苦几十年,一病(糖尿病)回到解放前",一语道出了糖尿病患者的几多辛酸与无奈。不少人因病致贫。

看病难、看病贵,成了老百姓最关注的问题,特别是看病贵更成为糖尿病患者非常头痛的问题。有时,沉重的经济负担可以导致糖尿病患者严重的心理障碍,也是中断治疗的主要原因。看病贵是不争的事实,原因是多方面的。

1. 从国家层面上讲

医疗卫生资源配置严重失衡。统计数字表明:占全国20%的城市人口享受全国80%的医疗资源,而广大农村特别是边远山区却严重缺医少药,于是患者就产生了大医院看病贵、小医院不放心的想法。这些想法当然也不是完全没有道理,糖尿病专业性强、病情复杂多变、治疗难度大,一些小医院、小诊所一时难以处理也可以理解。看不好就多花钱,因此一些人不得不舍近求远,到城里的大医院看病,自然而然地增加了这些患者的医疗费用。一些不合理的医保政策也促使住院医疗费用上涨,如规定糖尿病患者住院期间有些费用可以报销,而门诊却不能。

医药行业"泛市场化"、"商业化"的改革取向,"以药养医"的医院管理体制也不无关系,药品生产的低水平重复建设、政府监管不力、医疗从业人员的职业道德滑坡、药品流通环节过度放开、社会医保明显滞后等诸多问题违背了医疗卫生事业发展的基本规律,都是不可回避的原因。

2. 从医院层面上讲

国家对医院的投入不到位,在市场经济的大气候下,医院也不得不受经济利益的驱使,导致医院市场经济这只无形的手时不时想往患者的钱袋子里伸。药品是医院收入的主要来源之一,以药养医或多或少也就在所难免,以至于个别医院的用药不选对的,只选贵的,医生不是开药的而是卖药的;医院特别是基层医院非医务人员太多,人满为患,增加了医学的运营成本;一些有权制约医院的职能部门的手有时也伸向医院,因而造成医院负担过重,自然而然地将费用转嫁到患者头上。随着科学技术的发展,先进医疗设备的使用,高新技术、高新器材和新药的应用也会使患者的医疗费用增加;不合理的医疗模式、医疗观念,甚至不和谐的医患关系造成的保护性医疗甚至过度医疗也会增加患者负担;当然,一些医院特别是基层医院的医生水平参差不齐,也有可能使患者在诊疗上走点弯路,甚至造成漏诊、误诊、误治,花一些不应当花的钱。

3. 从患者层面上讲

人们就医的观念较以前有了很大的改变。看病不能与其他商业需求比，如买服装的档次可以量入为出，而看病不一样，经济条件再差的人也想找一个好的医院和医生寻求最佳治疗效果。往往有的人盲目就医，比较简单的病也非要到大医院找专家、教授看才放心，这不仅浪费了医疗资源，也增加了医疗费用。高标准需求也是因素之一，一些人追求新药、贵药、洋药、特药，也给看病贵起到了推波助澜的作用。错误观念也导致医疗费用的增长，一些患者用了3种以上的口服降糖药不能控制血糖，仍不愿用胰岛素治疗，其实适时选择胰岛素治疗不仅疗效好，也是节省医疗费用的一个好方法。

4. 从医疗环境上讲

医患关系紧张，极少数人对医院和医生期望值过高，一旦得了病不管轻重，希望都一定要治好或尽快治好；治好了，要求费用低；费用低了，要求服务态度好；态度好了，要求尽快出院或有的门诊患者则要求医院的检查、化验、治疗等一路为他开绿灯，以便提早回家，否则，轻则会出口相骂，重则拳脚相加，甚至动不动就上法院。由于医学还是一门发展中的科学，它具有高风险性、复杂性、不确定性，也由于各种条件的限制，许多疾病还缺乏有效的诊疗手段，也不是所有的病都能彻底治愈。过高的要求和难以一时改变的事实，加之医生开出的每一张处方、写下的每一条记录甚至说的每一句话都有可能遇到医疗纠纷而受到法律追究，因此，对医务人员造成了很大的精神上的压力，这样也造成了个别医生为了免责，使得防御性医疗（如保险性检查和用药）大增，无形中加重了患者的负担。当然，也有医院的指导思想和医生的素质问题，医疗水平不是很高，有意无意地使患者增加了不必要的医疗费用。

要解决看病贵的问题不是一朝一夕的事，任重道远。虽然国家也着手做了很多的工作，如从1997年到目前为止，国家发改委下调药品价格已28次，但老百姓仍然没有感觉到，奇怪的是，人们发现药品一降价就消失得无影无踪——降价死！一方面，企业无利可图不愿生产；另一方面，医院无利可图也不想用。政府企图采用招标的方式来降低药价，少量有幸降价药品中标，进入医院也卖不动，廉价药品被边缘化，基本上成为"死标"；某些药降价后，通过"改剂型、改包装、改规格、改用药途径"成为替代的"新"药，堂而皇之成为招标药，"老药""新价"，越招越高，绝对费用还在涨。不过，药品是特殊商品，由于药物的安全性、有效性、生产工艺等原因，也不是越便宜越好。实践证明，破解看病贵的问题光靠降低药价还不行，其他如检查化验、服务费上去了，医疗费用照样降不下来。由此看来，这就值得我们深思，整个行业究竟是"哪根神经"出了毛病？恐怕首先还得从营造一个良好的社会氛围做起，使整个社会风清气正，医药行业的不正之风自然无从刮起；其次，还得要从思想上改，把思想解决了，一切问题自然迎刃而解，否则，就像房价，越调越高。当然，国家应该通过增加医院的投入，斩断医院用市场经济手段维系运转。国家的医保政策要向糖尿病患者倾斜，如欧美国家对合并糖尿病足的患者实施"皮鞋政策"，即对糖尿病足的患者报销穿特殊保护足的皮鞋费用，实施之后截肢率明显下降，随之医疗费用明显下降，使糖尿病患者的医疗负担减轻。这些都不是我们老百姓说了能算的问题，但是，努力营造一个和谐的医疗环境，建立互信，杜绝"医闹"，减少医生不必要的精神压力，从而消除保护性医疗、过度性医疗，还是需要医患双方努力践行的。

既要战胜"糖魔"，又要省钱，是经济条件不是很好的患者非常关注的问题，因此，在坚持"安全、疗效、依从性、费用（性价比）"四项基本原则的前提下，看病省钱，大有学问。

二、知识就是金钱，自己当自己的医生

学好必要的有关糖尿病方面的知识，努力把自己打造成为一个知识型患者。通过接受正确的糖尿病教育，对自己的糖尿病有一个正确的了解，自己当自己的医生，这样才能增强识别能力，才能做到：不听虚假的广告宣传，不听信游医和祖传秘方、纯中药根治糖尿病的蛊惑，否则，花了冤枉钱还贻误了治疗时机。你想，商人商人总是要伤人，你想算计他，孰不知他早就在算计你了。睁大眼睛，不让假药、保健品贻误了你的病情，有些假药、保健品不仅谋了你的钱，指不定还害了你的命。一些黑心商家为了推销其产品，首先打着免费的幌子，如免费测血糖，这时测的血糖往往很高，诱使你买他的产品，一旦购买了他的产品后，再测血糖就低了，驱使你继续在那里购药。有的人信以为真，甚至还感激不尽。其实，只要背一下糖尿病语录"糖尿病不能根治，但能控制"，你还会相信那些根治糖尿病的鬼话吗？上他的当吗？你想一个糖尿病专科医生，要经过多年系统的医学理论学习和临床实践，看病时还要通过一段时间的诊察、治疗，尚且难以控制，有的商家员工根本不是学医出身，他又怎么能说出个糖尿病的子丑寅卯，你又怎么可以随随便便就把自己的健康大事交给他呢？

一些患者为了省钱，不是从科学角度出发，有的明知有病，因为没有特别感觉而任其发展；有的根据书报自医自疗，光顾超市；有的听信广告宣传，以保健品代替药物进行降糖；有的迷信秘方奇

法，上游医、野医的当，最终导致病情延误，遗恨终生，本人痛苦，亲朋惋惜。其实对糖尿病干预越早、治疗越规范，花钱就越少，对患者的生活质量和寿命也就影响越小。

看病要抓住重点，不能眉毛胡子一把抓。2型糖尿病患者，老年人比较多，因此并发症、伴发症也多。治疗时，要有轻有重，区别对待，不能要求医生把所有的病都一起治，吃药一大把，结果没能治好一种病。

正确的治疗方案是来自必要的实验室检查结果的指导，有的患者认为检查花钱、费事，不如把检查的钱用来吃药，错误地认为"看病＝买药，无需检查"，尤其是经济条件差的患者更是如此。我们反对乱检查，但必要的检查还是要的，检查的目的是为治疗起导航作用。要想医生能很好地为患者省钱减负，就一定要让医生把病"看透"。医圣张仲景认为，看病应该"依证论理，据理立法，按法拟方，照方遣药"，患者就诊首先就要让医生把病的"理"理清，要理清这个"理"就必须要取"证"，它就包括"望、闻、问、切"，问病史，进行体格检查，延伸到实验室检查。一些患者认为必要的检查是多此一举，其实应该明白，如果理不清，何以立法？法不明，何以遣药？结果是省了检查化验的小钱，无的放矢，盲目治疗白花了大钱，还容易造成漏诊甚至是误诊，不能对症下药，反而贻误病情。

三、抓住"三级预防"

《黄帝内经》提出：上医治未病，中医治欲病，下医治已病。就是我们现在所说的三级预防。研究表明，81%的相关费用是花在糖尿病并发症的治疗上，因此，控制好血糖，使之尽快达标，遏制或延缓糖尿病并发症的发生发展，是一个很好的省钱办法。

1. 未病先防——不花钱的治疗

神医扁鹊提出"良医治未病"，《黄帝内经》指出"下医治已病"，由此可见，防胜于治，防重于治。遗憾的是，到目前为止，我们是重治轻防，往往是就病治病，就并发症治并发症，事倍功半。糖尿病的一级预防是预防糖尿病的发生，比较全面地了解糖尿病知识，提倡科学的生活方式，保持心态平衡，管住嘴——少吃，迈开腿——多动，戒烟、限酒，防止肥胖和超重——减肥要"斤斤"计较。通过良好的生活方式干预有可能逆转糖尿病前期，遏制糖尿病的发生。

健康教育专家洪昭光教授指出：研究表明，1块钱的预防投入可节省医药费 8.5 元。世界糖尿病基金会主席 Anil Kapur 说：假如我们花 3 美元用于预防糖尿病的教育，不让他发展成糖尿病足，那么，政府至少可少花 450 美元去用于糖尿病足的住院治疗。在预防上花少许的钱，就可以在治疗上省下大量的钱。然而，目前我们医疗观念滞后，重治而不重防，付出的代价太多太多。可以说，预防就是钱。

2. 已病早治——花小钱的治疗

糖尿病的前期干预失败，便发生了糖尿病。此时，就要加强对血糖、血脂、尿蛋白、肝肾功能、眼底、心电图等的检查与监测，早发现，早治疗，早达标，早获益，少受罪。干预越早，治疗越规范，花钱越少，如果平时控制好血糖，每月三五百就可以了，一旦严重并发症来袭，如肾衰竭，一年要花费二十多万，因病致贫也可能就为期不远了。从防止或延缓并发症的角度上讲，花点小钱，就能省大钱。早预防，效果好，且成本低。正规的治疗可减少对并发症的治疗支出和过早丧失劳动力的经济损失。

3. 遏制严重并发症——省大钱的治疗

真正的杀手是糖尿病的严重并发症，也是致残、致死并造成医疗费用居高不下的罪魁祸首。用于糖尿病并发症的治疗的费用远远超出糖尿病本身的治疗费用，越到晚期并发症的治疗费用越是昂贵，效果也不佳，并且患者终日在痛苦中煎熬，生活质量大大下降，还需要家庭成员耽误或放弃工作来照顾，也减少了经济收入，从这个意义上讲，及早遏制严重的并发症，花小钱就赢"大"钱。因此，严格控制血糖、降脂、降压并使之达标，保护肝、肾功能，积极防治或延缓并发症尤其是严重的并发症，存在着巨大的省钱空间。否则，一张张辛辛苦苦挣来的钱，有可能会一捆捆地花出去，真可谓是倾家荡产，血本无归。

四、选对医院和医生

选对医院和医生对看好病、少花钱至关重要。就医要想省钱，首先要把医院看准，选准了合适的医院便大功告成了一半。所谓选准要从两个方面考虑：一是这个医院的水平能否把你的病看好；二是医院的收费是否在你的承受范围之内。由于正规的医院是按医院级别收费，医疗设备齐全，大型的先进的检测仪器相对而言较多，检查费用当然要贵一些。药费虽然与医院的级别无关，但是，医院级别越高，分科越细，新、特、洋药就越多，并且药品档次也比较高，一般新药刚面市都是比较贵，综合来看，医疗费用相对比较高。如果这两个条件都在你的接受范围，那么说，这个医院就选准了。通俗地讲，吃盒饭就不要上五星级宾馆。

有时对患者讲，打铜要到铜匠那里去打，打铁要到铁匠那里去打，由于市场经济因素的作用，现在只要有钱有时铜匠也会帮你打铁，铁匠也会为你打铜。看病从某种角度上讲也有相类似的地方，西医医院肯定是看西医得心应手，中医医院看中医肯定是技高一筹。虽然中医医院也可以看西医，西医医院也可以看中医，但各有所长，各有所短。因此，该看中医的应该去看中医，该看西医的理所当然要去看西医，否则，有可能会交点"学费"。

> **小贴士**
>
> "医院"一词来自拉丁文，原意为"客人"，当时主要是供人避难，还有娱乐节目，有招待的意思，后来才成为治病的机构。我国是世界上最早设立医院的国家，远在西汉。宋代官方称"安济坊"，私办称"养济院"、"寿安院"，慈善机构办的称"慈幼局"。从前的医生有四个等级：医匠、医生、医家、大家。就病论病，见病开药者为医匠；关心病，关心病人，关心他的饮食、心态并究其病因者为医生；能懂预防、究病因、循因治病、功能康复是为医家；懂得预防、救治、康复并有所创新就是最高水平的大家。

深度阅读

目前我国的医疗机构布局按一级、二级、三级医疗机构设置，一般为公办。大体是乡镇、街道一级的社区医院为一级医院，提供预防、保健、康复治疗服务的基层医院；县级一般为二级医院，为多个社区提供综合医疗服务，承担一定的教学、科研任务，床位一般为 101～500 张；省一级为三级医院，向多个社区提供高水平医疗卫生服务，执行高等教育、科研任务；三级特等医院是级别最高的医院。值得注意的是，高等医学院校中的附属医院，是医学院校科研、医疗实习的场所，它的医疗水平较一般的三级甲等医院当然要高，但是由于具有科研性质，在疾病的诊疗过程中，为了便于病情的动态观察、分析，保持其连续性，一些检测要求全面、系统，而相关的费用都是患者自己埋单，因此相对来说医疗费用要高一些。

按医院性质则分为中医医院、西医医院，以及专科医院。

我国目前是医药合一，而大多数国家是医药分开的。准确来说，医院是看病的地方。

改革开放后，春风吹，樱桃红，芭蕉绿，名目繁多的各色医院登台亮相，广告铺天盖地，虽然方便了老百姓，但梨花未必朵朵白，灰色的、黑色的也有，这样搞得老百姓眼花缭乱，真假难辨。一些黑诊所、黑医生招摇撞骗，许多善良的老百姓尤其是一些想省钱的人，上了当受了骗，有苦难言。

如何辨别真假？一般说来，公办医院是比较规范的，那些广告满天飞的医院、承租、承包科室的医院最好不去。小病小医院看，大病、重病、疑难病大医院看，县级或相当于县级医院是一个不错的选择，因为其规模不大也不小，水平不高也不低，价钱不便宜也不贵，常见的病都能解决。一些比较疑难、重症的患者选择医院更要慎重，根据情况和家庭经济实力，请有经验的医生参谋，权衡利弊，听取他们的建议，最好是一步到位，不要从县级医院看，再到地市一级的医院看，再到省一级医院看，检查化验一大堆，到了上级医院不认同下级甚至同级医院的检验结果，又要重复检查（这除了与下级医院的检测水平有关外，也不能完全排除经济行为，不过医学院校一般主观上的经济行为是比较少的）。这不仅浪费了宝贵的医疗资源，也浪费了患者大量的精力、时间和金钱。准备到上一级医院检查化验的，尽量不要在下一级医院做（有时很难做到，因为医院都有经济利益的考量），这时就要很好地与你的接诊医生沟通，尽量争取能简则简、能免则免，这样就能节约很多的时间和金钱。

选好了医院，选择医生也很重要，选对医生才能吃对药。目前，医院的医生分为医士、医师、主治医师、副主任医师、主任医师。通常所说的专家，一般具有副高以上的职称。

看医生，一看医德，二看医术。敬业的医生就是好医生，德艺双馨那就是良医。通俗一点讲，什么叫良医？不花钱或花小钱能够治好病；或者一种病，别人治不好他能治好；或者把他不能治好的病直接介绍到花小钱能尽快治好的医生那里去治，总之，使患者少花钱不折腾，这样的医生就是良医。找到良医那真是患者的福气。一个好医生要有人文主义精神，如果他对生命没有敬畏之心，不能一视同仁，又如何能指望他妙手仁心、善待患者？

怎样去选择你信得过的医生？知名度、职称、专著、正规出版社杂志编委等都是不错的参考。第一，看口碑的好坏，一般来说，一个好的医生在群众中会有较好的口碑。第二，去亲身体验一下，首先进入诊室就可见一斑，如果他的桌上摆放的是一些医学书籍，那说明这个医生是一直坚持学习，因为医生一辈子都需要学习和更新知识；如果他的书桌上堆满了患者留下的病历本、检查资料等，那至少说明这个医生是不太负责任的，因为病历是患者重要的病情资料，他都没有当回事，又怎会把你的病当回事。第三，看医生的工作态度，接诊是否热情，是否尊重患者。第四，看诊察病情时，医生询问病史是否详细，从现在的发病情况到过去的病史是否都仔细询问；体格检查是否仔细，望、闻、问、查尽显医生的功底。第五，看检查，对昂贵的、特殊的仪器检查是否告知患者，且检查结果与疾病诊断是否比较符合，当然他也不是神医，每一个检查未必都能完全符合临床诊断，但也不能太离谱。第六，看处方，是否重点突出，有无不必要的大处方，用药时是否有很好的卫生经济学的评估，在疗效相近的情况下，能否选择价钱相对便宜的药物治疗，以减少患者费用支出。第七，看医嘱是否详细。如果这些事项都做得可以，至少这个医生是一个负责的医生，也是你可以选择的医生。

随着病程的延长，各种糖尿病并发症纷至沓来，在门诊常常碰到多病缠身的糖尿病患者，分别去看几个科，每个科都开了一堆药，出了医院大门就望药兴叹，不知从何下口，其主要原因是没找准一个主要医生，因为这些"铁路警察"只能各管一段，如果能有一个高明的医生，对你的病了如指掌，权衡利弊，通盘考虑，做你的"铁道部长"，那你就方便多了。国外的患者有自己的私人医生，我们没有那个条件，但是，能够交一个医生朋友——特别是一个有经验的糖尿病专科或内分泌科医生朋友，或者选择相对固定的专科医生都是不错的方法，他会带给你许多有益的帮助，成为你战胜糖尿病的领航人。因为专业医生对糖尿病都有相当丰富的临床经验，加之相对固定的医生对你的病情非常了解，容易沟通，可减少不必要的检查与治疗费用。就诊前还可以预约，节约你就诊的时间，减少就医的盲目性。

这里也要给医生朋友一个忠告："病家求医，寄以生死。"医生的职业神圣而崇高，不为良相，当为良医。

五、看医生的学问

在现有医疗体制下，医患关系一直是一个难以解开的结，重建互信、和谐医患关系非常重要。人们习惯要求医生为人民服务，要求医者父母心，当然心情是可以理解的，但现实中，医生也食人间烟火，并非圣人。一些患者用"防贼、防盗"高度警惕的方式来"防医生"，用高标准、严要求审视就医全过程，一不满意就要投诉，这本也无可非议，但是也造成了你怀疑我，我戒备你的状况，一些医生也就不得不进行保护性医疗，为了万无一失有可能让患者做一些不必要的检查和化验。作为患者就医，在考察和选择了医院、医生后，首先应该相信和尊重医生，相互尊重这是做人处事的基本准则。由于工作的特殊性，医生对患者是很理解、同情的，会设身处地为患者着想，因为为患者解除痛苦也会很有成就感。因此，以诚相待，尊重医生的劳动，与医生密切配合，就是双赢。在信任医生的同时，要听从医生的忠告，有的人为了省钱，必要的检查不做，认为检查的费用不如用来吃药，凭感觉打针、服药，孰不知盲目服药后患无穷。

对于特殊情况，患者只要用心多进行沟通，医生也会体谅的，君不见医生推迟下班这事常有，可以说，很少有行业为了顾客推迟下班的（当然除了个体营业的工商户）。

去医院看病时，常常会碰到这样的情况，在声誉好的医院和名医那里，常常是门庭若市，好不容易轮到你看病时，面对面的交流时间好像少得可怜，就诊完后，还发现许多问题没弄明白，后悔莫及。因此，围绕当天就诊目的做好各项充分准备是非常必要的。

1. 做好就诊前必要的准备，尤其是病历资料包括近期的检查结果、目前用药（名称、用量、用法，如果记不清则干脆把药物及包装全部带去）带全，以供医生参考。就诊时，根据病情选择好就诊的时间：一般下午的患者相对要少一些；农村中许多人忌讳阴历的初一、十五看病，这些日子医院的就诊患者也要少一些。双休日，地级市以上的医院一般只有急诊24小时开放，门诊不开放。一些特殊检查，何时出结果，是否有特别要求如空腹、晨尿或餐后检查，包括饭餐的准备等等，以及病历资料的准备、上次治疗的反应、目前还需解决的主要问题、征求医生下次看病的时间以及必要的准备，这些都需要了解清楚。了解这些，当天可以进行的速决战，就不会变成持久战、疲劳战，不仅可以节约时间，还可以省去一些不必要的费用。

2. 就诊时，叙述病史要突出重点，当详则详，当简则简。根据医生的意见所需做的必要检查不能省。值得注意的是，医生尤其是高年资医生，诊察后为了确诊提出要做的检查都是带有一定的倾向性，也就是说，可能性很大的诊断提在前面，可能性小的诊断放在后面，必须要做的检查都是态度比较明确，甚至不容商量，对一些可能性小的，可做可不做的检查，态度比较含糊。虽然不会明示，实际上这就是暗示，因为万一出现误诊他不会担责，这时候就要患者自己把握，如果你对医生的态度还摸不准的话，最好的办法就是对一些费用高的检查一步一步进行，这样不但可以省钱，也不用担心误诊，当然，如果你不在乎钱的话，进行全面而细致的检查也未尝不可。但不要自作主张要求做一些检查，因为一方面，现阶段医院也有一定的经济行为；另一方面，一般专业医生尤其是高年资医生或专家、教授，对你必要的检查他都会提出建议的。常常会碰到一些人，自己要求做一些如CT、核磁共振等费用昂贵的检查，不听医生劝告，以为这些高档设备就是一个照妖镜，什么妖怪（疾病）都可以照（查）出来似的。当然医生不是神，也不能打包票你所要求做的检查就一定没问题，你要做检查他当然不会拒绝，但是你自己盲目要求做的检查十之八九是为医院义务创收，有可能就会吃亏，劳神伤财。不过，你向医生做一些提醒和建议供其参考也未尝不可。

看完病后要敢于向医生提问，抓住重点，有疑必问，有惑必解。总之，对凡是不清楚的地方都要争取问个明白。

3. 讲究和医生沟通的艺术。一些人攀老乡、熟人，这也不足为怪，如果攀一些有权有势的人，如某某长是我的什么什么，大可不必，有时甚至会造成逆反心理，被他理解为你以势压人：你和他熟为什么不叫他来？因而不一定会买你的账。说话也要讲究艺术，中南大学湘雅医学院凌教授给实习生讲了一个这样的事——关于医生说话的艺术。他说，有一个家属跑来跟医生说，某某患者怎么怎么不行了，要求医生去看看，医生说："好，我马上就来！"这时家属心里就很踏实，心想，医生马上就来了，很满意；如果换一种说法："好，我等一下就来！"万一患者出现了什么意外，那么家属就会说，患者怎么怎么不行了，叫你去，你还说等一下来，延误了他的抢救时间。也可能你说"马上就来"却过了5分钟才去,你说"等一下就来"仅3分钟后就去了,但是,患者家属的感受和理解就完全不一样,效果也不同。

如同上面的例子,患者就诊讲究一些说话的技巧,也可能会收到意想不到的效果。假如你是同一种病复诊,病情没有好转也可能还不如以前,那么你讲述病史时也要讲究一下艺术,讲述时不一定要直接说病情是怎么变坏了。你可以说,用药后如精神要好了一些(这并没有什么实质意义,说点好听的话,给他上点光油而已),但是还有哪里怎么怎么有问题。人总是要听好话的,听了好话以后心情当然好些,因为医生的成就感就是看到他的患者很快康复。但是,作为医生他也不只是要听你讲好的一面,主要还是要解决你的痛苦,要解决你还存在的问题,他就会反思毛病出在哪里,是不是他的诊疗有问题,会为你进一步探讨,或许还要请人为你会诊以寻求最好的诊疗方案,或许推荐你到哪家医院就诊,找哪个医生看,可以什么时候去,甚至走哪条路,为你进一步诊治提供很多有益的建议,可以省去一些因人生地不熟走的弯路,也能节省一笔不必要的开销。相反,如果你一开口,就带着责备的口吻、敌视的态度,甚至有难看的脸色,说病情不但没缓解还加重了,那么可能你给他发出了一个错误信号,你可能对他很有意见或惹麻烦,会引起他的警觉,采取"惹不起,躲得起"的办法,或者要你进一步做些检查(这种检查不一定有很大的临床意义,但是他毕竟不是神医,你不能要求他十全十美),或者要你去住院观察,或者要你到某某大医院去检查。疾病的康复要有一个过程,也可能你所遇到的问题是疾病演变过程中必然会出现的，并无大碍，是在这里能解决的问题，但是，为了不惹麻烦而要求你到大医院去诊疗，就会出现不必要的费用，虽然这是极个别的现象，但也不能说完全没有可能。显然，说话的艺术不同，带来的效果大不一样。医生多叮嘱几句或多提醒一下，有时还真的不能用钱来衡量。

4. 没必要炫富。医生看病，一般都会根据病情要求你做一些必要的检查和治疗，就医也就没有必要炫富，偏激一点说，你有钱，多给你开一些检查化验和贵重药品，也不是完全没有一点可能，当然这也许是极个别的。

5. 要选择正规医院接受内分泌科专业医生的正规治疗，没有必要频繁更换医院和医生，这样不仅破坏了病情观察的连贯性，对疾病的治疗也没有很大的帮助，也将无可避免浪费时间和金钱。

六、远离急性并发症，就能省大钱

要防止或避免糖尿病的急性并发症甚至意外事故，如防止糖尿病酮症酸中毒（DKA）、高血糖高渗状态（HHS）等急性并发症的发生，因为严重时都可出现昏迷甚至死亡，即使及时抢救成功，费用也巨大，因此，要积极预防、及时发现、及时抢救。平时要注意预防感染，用胰岛素要正规治疗，不能随便停药或不适当减量，注意预防各种应激如创伤、手术等。如果无明显诱因而出现糖尿病症状加重，如极度口渴、多饮、多尿；疲倦、厌食、恶心、呕吐、腹痛；头痛、头晕、嗜睡、烦躁；呼吸加深加快，呼出带有烂苹果味的气体等症状时，应高度警惕出现糖尿病酮症酸中毒，一定要尽快到医院（糖尿病专科医院或县级以上西医院）就诊。

七、"方便面"学——无可奈何的暂时省钱法

一提起方便面，一些经济不宽裕的人再也熟悉不过了，商场、旅店、火车上到处都有档次最低、可以充饥的方便面。饥肠辘辘而又囊中羞涩的人为了省几个钱，只有用方便面凑合凑合了。虽然量不多，味道一般，热水一泡即可，却能解决基本的温饱问题。在糖尿病的治疗中，极少数经济拮据的患者，有时也会遇到这个问题。其实，这些患者在治疗糖尿病的问题上并不是不知道"检查"、"化验"和"药物治疗"的重要性，也不是不知道用胰岛素治疗的重要性，然而一时处在"有钱男子汉，无钱汉子难"的无奈境地时，钱的确是一道实实在在的难题。在这种情况下，暂且吃一下"方便面"当作解决生存问题的权宜之计也未尝不可。

个别的糖尿病患者碰到这样的艰难处境时，怎么过这个坎呢？还是要从"五驾马车"入手。

首先，接受好糖尿病教育。这无需花钱，还能省大钱。认真学好糖尿病的基本知识，掌握治疗糖尿病的核心问题，了解糖尿病并不可怕，可怕的是并发症。

其次，管住嘴。学会科学的糖尿病饮食治疗，要把乱吃、大吃改变成会吃，把吃出来的糖尿病"饿"回去。

第三，迈开腿。学会糖尿病的运动治疗这些行之有效又不用花钱的办法，更何况对于一些经济条件不太好的患者，缺的不是体力劳动，而是与科学相结合的体育锻炼。

如果管住嘴、迈开腿，一个月省下百十元钱那是轻轻松松的事。

第四，糖尿病的主要并发症是视网膜病变、冠心病、糖尿病足、肾功能衰竭，因此一些检查如空腹血糖、餐后2h血糖、眼底检查、尿、肾功能、心电图等可做，价钱不贵，但必不可少。

第五，根据检查结果选用最基本的药物，特别是国产药以及农村合作医疗可以报销的药。经常研究、收集用药信息，尤其要重点关注常用药物的信息。例如优降糖和二甲双胍（普通片剂比肠溶片及缓释片价格又便宜，疗效也相差不是很多）以用针管式注射器注射国产的动物胰岛素（价格不到预混人胰岛素的1/3）等都是比较经济实惠、切实可行的省钱办法。

要指出的是：短时间吃点方便面是可以的，长此以往将会造成严重营养不良，甚至生存危机，那就危险了。同样的道理，如果糖尿病的治疗长期按照"方便面"学的思路去治疗，那前面就是死胡同。

八、省钱小窍门

1. 凭医生处方到药店购药是个省钱的好方法。在医生的指导下，多学习些糖尿病的知识，可以参考表7-8，掌握一些常用降糖药的作用机制、代谢途径、适应证、禁忌证、副作用、用法、用量。收集并分门别类整理有关糖尿病方面的药物资料如说明书、价格信息等，用药前进行一番分析。如服用磺脲类药物，常用的有格列本脲、格列吡嗪、格列齐特、格列喹酮以及格列美脲，这些药物尚有普通片、肠溶片、缓释片之分，如果选定了格列齐特片，这种药有山西亚宝、浙江尖峰、天津华津、山东鲁抗等厂家生产，在这些厂家中，我们可以根据其药物的含量、性能、用量、价格选定一种进行疗效费用比较，经过实用一段时间后再遴选出一种最理想的药物，这样就能在疗效相近的情况下获得很好的经济效益，一年下来可以节约一笔可观的费用。在附表一、二中，收集了一些药物的有关信息特别是价格信息，供患者在用药时参考，由于药品的价格也在不断变化，请及时更新。

2. 要了解经常购药的药店进药渠道，药店进药渠道不同、药店所处位置不同，药品的价格也会不相同，相差几元甚至十几元都有可能。便宜与否不要以瓶而论，还要看药物的剂量、剂型、规格、数量、有效期、生产厂家。

3. 关注企业打折信息，如想买血糖仪，就关注血糖仪生产厂家有无优惠活动。

4. 了解日常用药哪些属于医保范围，哪些属农村合作医疗可报销范围。

5. 在确定疗效和安全的情况下，尽量用国产的药，如二甲双胍，国产3元左右一瓶，进口需近10元一瓶，疗效却相差无几。

6. 正确看待胰岛素。相对于口服降糖药物的价格日渐增长，有时用胰岛素比用口服药更省钱，疗效更好，该用胰岛素时一定要用。对于经济困难的糖尿病患者来说，动物胰岛素是一个性价比很高的选择，在正确使用的前提下，它不仅能很好地控制血糖，花费也是很多经济并不很宽裕的家庭能够承受的。

7. 胰岛素注射笔或血糖仪或监测用试纸（选购可以续加血样量的试纸，即当采血量不足时在规定时间内可以续加血样量避免浪费试纸）等器具能熟练操作，避免浪费。对所购器材要有合法来源，这样测量准确，保证有效，维修方便，索赔有门。ADA提倡个人可以重复使用针头以减轻经济负担，在感觉注射疼痛或连续使用3～5d后更换针头。

8. 以防为主，防治结合，花小钱监测，掌握血糖变化，比花大钱住院更经济实惠。不能平时小病不看，等到病情严重时，为了能多活几天或者几小时抢救花了一辈子的钱。要正规治疗，减少并发症的治疗和投入，避免过早丧失劳动能力引起的经济损失。

9. 在对自己病情评估的基础上，要跟科学走，不跟广告走（虚假宣传其实就是谋财害命），不跟感觉走，不要病急乱投医，远离假药，也是一个省钱的办法。

10. 按医嘱服药，对药物的说明书要仔细看，饭前或饭后服的药都要弄清楚。药物的妥善保管也很重要，要注意药品的保管和药物的有效期，可节约用药，避免浪费。

11. 出差、学习等长时间外出时，要带好必要的药品（如治疗心绞痛的特效药——硝酸甘油、肠溶阿司匹林——化解血栓）、病历资料、糖尿病病情卡以备用。

12. 按时、规则服药是糖尿病治疗关键之一。有的人见病情好转，想靠自身的抵抗力来治病，认为可以省钱，孰不知，不按时吃药，造成病情恶化后治疗的费用会非常昂贵，也使本来可以治疗的疾病发展到不能工作甚至失明、要截肢等无法挽救的地步。

13. 警惕搭车收费。有些医院检查化验一条龙，套餐收费，在接受检查化验申请单时就要注意，对不必要的检查、不必要的重复检查、套餐检查，要和医生沟通，说明理由，尤其是说明目前经济还有困难，或委婉地说下次再检查。

14. 对于血糖比较高的患者，有的地方开展门诊胰岛素注射。

在医生的指导和家属的密切配合下，在门诊注射胰岛素也是一个既省钱又比较方便的血糖控制好办法。

15. 到医院就诊，也要谨防"医托"，甚至医院的"药托"，如果有医生没有正当理由明示或暗示你到指定的药品超市去买价钱离谱的指定的药品（尤其是口服药）以及器材的话，应当要多一个心眼，是不是中招？

16. 一些医院和医药企业开展免费的糖尿病知识讲座，并且免费发放学习资料，要积极参加，还可以和一些专家面对面请教、学习与交流，学习治病都不花钱，无本获利，何乐而不为？

17. 防广告"忽悠"。虚假广告是一伙有着共同利益的骗子精心设计的圈套，让一些无知而又可怜的糖尿病患者往里面钻。其实，只要多掌握些糖尿病知识，就可以不上当受骗，因为骗子脸上是写着字的：

（1）一些公益活动如免费赠送血糖仪，试纸、针头收取"成本"费，其实就是用血糖仪来吸你的钱，用了他的血糖仪，当然就得用他的试纸及配件，把你牢牢控制住。同时还为你做一些免费检查，然后说你患了什么病，赶紧吃他们的某种药。要知道，天下没有免费的午餐。

（2）宣传祖传秘方、无毒副作用的中药降糖。中药降糖目前无显著效果，其实是在其制剂中添加了西药成分，患者服用后很可能会出现严重的副作用。可以说无副作用的药是没有疗效的。

（3）宣称治疗糖尿病"重大突破"、"修复胰岛细胞"、"彻底治愈"、"不需长期吃药"、"想吃就吃"。

（4）打着大"名头"如"中国科学院"、"北京某某科研机构、研究所"、"解放军某某单位"、"某某大学"、"国外某某科研机构"潜心研究出来的产品,某某院士、教授、专家在电视上的胡捧乱吹,某某患者现身说法疗效奇特,其实这些都是带笼子的骗子,因为广告上一出现这些镜头,就是非法广告。

(5)一些邮寄、网购骗局,厂家只受理邮寄业务,即使在同一城市也不直接购销,实际上这些厂家是子虚乌有,根本不存在,许多人寄去钱后,要么是石沉大海,要么只是收到普普通通的药,却投诉无门。

附表一 常用胰岛素比较（价格仅供参考）

类型	药物通用名	商品名（别名）	生产厂家	规格（支）	特点	参考价
速效	门冬胰岛素注射液	诺和锐	丹麦诺和	300U/3ml（特充）	速效胰岛素类似物，起效更快，作用持续时间更短	104元
速效	门冬胰岛素30注射液	诺和锐30	丹麦诺和	100U/3ml（特充）		106.5元
短效	正规（中性）胰岛素	中性正规胰岛素注射液	江苏万邦医药	针剂：每瓶	不含任何可以延缓胰岛素吸收的物质；静脉注射只在急症时才用	40元/300U（3ml）
短效	正规（中性）胰岛素	甘舒霖R	通化东宝药业	400U/10ml，800U/10ml 注射液：400U/10ml		39.5元/300U（3ml）
短效	正规（中性）胰岛素	诺和灵R	丹麦诺和	笔芯：300U/3ml		66元/300U（3ml）

附表一 常用胰岛素比较

续表

类型	药物通用名	商品名（别名）	生产厂家	规格（支）	特　点	参考价
中效	低精蛋白锌胰岛素注射液	万苏林	江苏万邦	400U/10ml 800U/10ml	一般每日 10～20U	56.3 元/支 100 元/支
	精蛋白生物合成人胰岛素注射液	诺和灵 N Novolin N		400U/10ml 300U/3ml（笔芯）	在口服药物的基础上加用中效 N 的胰岛素，与另一支短效 R 胰岛素笔联合使用，过敏反应发生少	65.7 元/支 65.7 元/支
预混胰岛素	精蛋白生物合成人胰岛素注射液（预混 30R）	诺和灵 30R	丹麦诺和	300U/3ml（笔芯） 300U/3ml（笔芯） 400U/10ml		77 元/支 59 元/支 59 元/支
	50-50 混合胰岛素	诺和灵 50R		注射液：400U/10ml 笔芯：300U/3ml	双时相胰岛素，相当于短中效胰岛素作用叠加	61.5 元

续表

类型	药物通用名	商品名（别名）	生产厂家	规格（支）	特点	参考价
预混胰岛素	70-30混合人胰岛素	诺和灵30R	丹麦诺和	注射液：400U/10ml 笔芯：300U/3ml		84.5元(特充)
		优泌林70/30	美国礼来公司		利用重组DNA技术生产的人胰岛素，结构和功能与天然胰岛素相同	61元
		甘舒霖30R	通化东宝药业			47.4元
	精蛋白锌胰岛素	精蛋白锌胰岛素	江苏万邦医药	注射液： (1) 400U/10ml； (2) 800U/10ml	含过量鱼精蛋白，长效胰岛素制剂	40.7元
		精蛋白锌人胰岛素	上海第一生化药业			40.5元
长效胰岛素	重组甘精胰岛素注射液	来得时	赛诺菲安万特制药	① 300U/3ml 笔芯/预填充 ② 1000U/10ml 笔芯/预填充	血药浓度可预见、长效、平稳、无峰值、每天傍晚注射1次	231.8元
		来得时	德国			241元

续表

类型	药物通用名	商品名（别名）	生产厂家	规格（支）	特　点	参考价
超长效胰岛素	重组甘精胰岛素注射液	长秀霖	甘李药业	注射剂： (1) 100U/10ml； (2) 100U/3ml（预填充笔芯）	产生长达24h平稳、无峰值、可预见的血药浓度，每天定时皮下注射1次即可	186.3元

附表二 常用口服降糖药物比较（价格仅供参考）

分类	药物		商品名	生产厂家	规格（mg）	用法	参考价	每日最低费用（元）
促胰岛素分泌剂 SUs 磺脲类	格列本脲	片		广州迈特兴华			4元/100片	0.12
	格列吡嗪		迪沙	迪沙药业	2.5	1片(粒)/次，3次/天	23元/100片	0.7
		控释片	捷贝	天津药物研究院			14元/24片	1.7
							20元/36片	1.7
			瑞易宁	辉瑞公司	5		39元/30片	3.9
			美吡达	海南赞邦制药			14.9元/30片	1.5
			力达美	北京爱朴佳			23元/盒	
		胶囊	格迪	浙江得恩			16.9元/30粒	1.7
			依必达	厦门星鲨			10.9元/24粒	1.4

续表

分类	药物			商品名	生产厂家	规格（mg）	用法	参考价	每日最低费用（元）
促胰岛素分泌剂	磺脲类 SUs	格列齐特	片剂		山西亚宝药业	80	1片/次,3次/天	16元/30片	1.6
					浙江尖峰药业			7.4元/60片	0.4
				达美康	天津华津			74.4元/60片	3.7
					山东鲁抗药业			45.8元/60片	2.3
			分散片	弘旭阳	南昌弘益药业	40		9元/20片	1.4
			缓释片	达美康	法国施维雅	30	1片/天	125元/60片	2.1
								63元/30片	2.1
		格列喹酮片		糖适平	北京万辉双鹤	30	1片/次,1次/天	9.1元/10片	0.9
								45元/50片	0.9
								53.6元/60片	0.9
				捷适	天津药物研究所			9.1元/10片	0.9
								21.5元/24片	0.9

续表

分类	药物	商品名	生产厂家	规格(mg)	用法	参考价	每日最低费用（元）
格列美脲	片剂	万苏平	江苏万邦医药	2	1片/次 1次/天	18.3元/10片	1.8
		亚莫利	赛诺菲安万特			29.7元/15片	2.0
		力贻平	重庆康刻尔			37元/20片	1.9
						23元/20片	1.2
						33.8元/30片	1.1
		圣平	贵州圣济堂			12.5元/6片	2.1
						20.5元/10片	2.1
		万苏平	江苏万邦医药	1		14元/12片	1.2
						17.3元/15片	1.2
		力贻平	重庆康刻尔			23元/20片	1.2
						33.8元/30片	1.1
		瑞平	山东新时代			7.5元/10片	0.8
						12.3元/20片	0.6
	胶囊	普仁平	四川普渡制药	2		58.3元/盒	

续表

分类	药物	商品名	生产厂家	规格(mg)	用法	参考价	每日最低费用(元)
格列奈类	瑞格列奈片	孚美迪	江苏豪森	0.5	1片/次	25.5元/30片	2.6
		诺和龙 Novo-Norm	Novo Nordisk	2		86元/30片	8.6
				0.5		42元/30片	4.2
			Boehinger Ingelheim	1		50元/60片	2.5
						80元/30片	8.0
		安唐平	珠海联邦	30		38元/48片	4.75(每天6片)
		唐力	北京诺华	60	3次/天	34元/12片	8.5
	那格列奈片	唐瑞	江苏恒瑞药业	30		20.8元/30片	2.1
				120		43元/60片	2.1
		贝加	江苏正大天晴	30		7元/10片	2.1
						8元/30片	0.8
		万苏欣	江苏万邦生化			24.8元/30片	2.5
						43元/60片	2.1
		丹平	武汉生物			7.5元/盒	
						20.8元/30片	2.1

续表

分类	药物		商品名	生产厂家	规格（mg）	用法	参考价	每日最低费用(元)
二甲双胍类	片剂		格华止	法国	500	1片/次 3次/天	37元/20片	5.6
			迪化糖锭	澳大利亚			24元/24片	3.0
			倍顺	成都恒瑞制药			18元/10片	5.4
			天安堂	北京京丰制药			34.9元/20片	5.2
	缓释片		德艾欣	重庆南海制药	500	1片/次 3次/天	5.8元/48片	0.4
			津黄型	山西津华晖星			18元/20片	2.7
			降力舒	海南海力			65元/12片	16
			麦克罗辛	河南天方			26元/30片	2.6
	肠溶片		君士达新	河北天成药业	250	1片/次 3次/天	49元/15片	10
							14元/16片	2.6
			君力达	北京圣永制药			18元/24片	2.2
	胶囊		三肖平	常州兰陵			15元/60片	0.8
							14元/24粒	1.7
							9元/48粒	0.6

续表

附表二 常用口服降糖药物比较

分类	药物	商品名	生产厂家	规格（mg）	用法	参考价	每日最低费用（元）
二甲双胍格列本脲复方制剂	二甲双胍格列本脲片（Ⅰ）	美佳特	海南凯健制药	胍250 脲1.25	最大剂量不超过8片（每天6片）	18元/36片	3.0
		联将	山西澳迩药业			40元/36片	7.0
	二甲双胍格列本脲片（Ⅱ）	君复乐	四川亚宝光泰	胍250 脲2.5		54元/36片	9.0
						24元/36片	4.0
		联将	山西澳迩药业			24元/36片	4.0
αGS 苷酶抑制剂（AGI）	阿卡波糖 片	卡博平	杭州中美华东	50	1片/次 3次/天	54元/30片	5.4
		拜糖平	Bayer			75元/30片	7.5
	胶囊	可成	上海复星			51元/14片	11
	伏格列波糖 片	贝希	四川宝光	0.2		55元/30粒	5.5
		倍欣	天津武田药品			75元/30片	7.5
						79元/30片	7.9
	分散		江苏晨牌药业			28元/10粒	8.4
						44元/14粒	9.4

续表

分类	药物	商品名	生产厂家	规格(mg)	用法	参考价	每日最低费用(元)
噻唑烷二酮类	罗格列酮 片剂	文迪雅	葛兰素史克	4		77元/7片	11
		圣奥	成都恒瑞	1		23元/20片	1.1
		爱能				43元/7片	6.1
		圣敏	贵州圣济堂	4		33元/6片	5.5
		维戈洛	上海三维			65元/12片	5.4
		太罗	太极集团		1片/次 1次/天	23元/7片	3.3
						49元/15片	3.3
	吡格列酮 胶囊	奥洛华	江苏黄河药业			81元/15片	5.4
	片	艾可拓	天津武田	15 30		33元/6粒	5.5
						58元/7片	8.3
		安可妥	四川迪康科技	15		52元/14片	3.7
		瑞彤	江苏恒瑞医药	15 30		32元/7片	4.6

续表

分类	药物	商品名	生产厂家	规格(mg)	用法	参考价	每日最低费用(元)
噻唑烷二酮类	吡格列酮 片	卡司平	杭州中美华东			32元/7片	4.6
		绎爽	深圳海王药业			32元/7片	4.6
		艾汀	北京太洋药业			22元/7片	3.1
		可成	上海复星朝晖			41元/14片	2.9
	口腔崩解片	佳普营	海南中瑞康芝	15	1片/次 1次/天	51元/14片	3.6
		泰乐平	沈阳施德药业			25元/6片	4.2
						50元/12片	4.2
	胶囊	瑞格临	广东泰制药			32元/10粒	3.2
		倩尔	沈阳金龙药业			44元/15粒	3.0
						43元/60粒	0.7
						28元/10粒	2.8
		贝唐宁	四川宝光药业	30		44元/14粒	3.1
						34元/12粒	2.8

附表三　体重指数换算表

身高\体重	150	152	154	156	158	160	162	164	166	168	170	172	174	176	178	180	182	184	186	188	190	192	194	196	198	200
50	22	22	21	21	20	20	19	19	18	18	17	17	17	16	16	15	15	15	14	14	14	14	13	13	13	13
52	23	23	22	21	21	20	20	19	19	18	18	18	17	17	16	16	16	15	15	15	14	14	14	14	13	13
54	24	23	23	22	22	21	21	20	20	19	19	18	18	17	17	17	16	16	16	15	15	15	14	14	14	14
56	25	24	24	23	22	22	21	21	20	20	19	19	18	18	18	17	17	17	16	16	16	15	15	15	14	14
58	26	25	24	24	23	23	22	22	21	21	20	20	19	19	18	18	18	17	17	16	16	16	15	15	15	15
60	27	26	25	25	24	23	23	22	22	21	21	20	20	19	19	19	18	18	17	17	17	16	16	16	15	15
62	28	27	26	25	25	24	24	23	22	22	21	21	20	20	20	19	19	18	18	18	17	17	16	16	16	16
64	28	28	27	26	26	25	24	24	23	23	22	22	21	21	20	20	19	19	18	18	18	17	17	17	16	16
66	29	29	28	27	26	26	25	25	24	23	23	22	22	21	21	20	20	19	19	19	18	18	18	17	17	17
68	30	29	29	28	27	27	26	25	25	24	24	23	22	22	21	21	21	20	20	19	19	18	18	18	17	17
70	31	30	30	29	28	27	27	26	25	25	24	24	23	23	22	22	21	21	20	20	19	19	19	18	18	18
72	32	31	30	30	29	28	27	27	26	26	25	24	24	23	23	22	22	21	21	20	20	20	19	19	18	18
74	33	32	31	30	30	29	28	28	27	26	26	25	24	24	23	23	22	22	21	21	20	20	20	19	19	19
76	34	33	32	31	30	30	29	28	28	27	26	26	25	25	24	23	23	22	22	22	21	21	20	20	19	19
78	35	34	33	32	31	30	30	29	28	28	27	26	26	25	25	24	24	23	23	22	22	21	21	20	20	20
80	36	35	34	33	32	31	30	30	29	28	28	27	26	26	25	25	24	24	23	23	22	22	21	21	20	20
82	36	35	35	34	33	32	31	30	30	29	28	28	27	26	26	25	25	24	24	23	23	22	22	21	21	20
84	37	36	35	35	34	33	32	31	30	30	29	28	28	27	27	26	25	25	24	24	23	23	22	22	21	21
86	38	37	36	35	34	34	33	32	31	30	30	29	28	28	27	27	26	25	25	24	24	23	23	22	22	22
88	39	38	37	36	35	34	34	33	32	31	30	30	29	28	28	27	27	26	25	25	24	24	23	23	22	22
90	40	39	38	37	36	35	34	33	33	32	31	30	30	29	28	28	27	27	26	25	25	24	24	23	23	23

附表三 体重指数换算表

续表

身高\体重	150	152	154	156	158	160	162	164	166	168	170	172	174	176	178	180	182	184	186	188	190	192	194	196	198	200
92	41	40	39	38	37	36	35	34	33	33	32	31	30	30	29	28	28	27	27	26	25	24	24	24	23	23
94	42	41	40	39	38	37	36	35	34	33	33	32	31	30	30	29	28	28	27	27	26	25	25	24	24	24
96	43	42	40	39	38	37	37	36	35	34	33	32	32	31	30	30	29	28	28	27	27	26	26	25	24	24
98	43	42	41	40	39	38	37	36	36	35	34	33	32	32	31	30	30	29	28	28	27	26	26	26	25	24
100	44	43	42	41	40	39	38	37	36	35	35	34	33	32	32	31	30	30	29	28	28	27	27	26	26	25
102	45	44	43	42	41	40	39	38	37	36	35	34	34	33	32	32	31	30	29	29	28	27	27	27	26	26
104	46	45	44	43	42	41	40	39	38	37	36	35	34	34	33	32	31	31	30	29	29	28	28	27	27	26
106	47	46	45	44	43	41	40	39	38	38	37	36	35	34	33	33	32	31	30	30	29	28	28	28	27	27
108	48	47	46	45	44	42	41	40	39	38	37	36	35	35	34	33	33	32	31	30	29	29	29	28	28	27
110	49	48	46	45	44	43	42	41	40	39	38	37	36	35	35	34	33	32	32	31	30	29	29	29	28	28
112	50	48	47	46	45	44	43	41	40	39	38	37	36	36	35	34	34	33	32	32	31	30	30	29	28	28
114	51	49	48	47	46	45	43	42	41	40	39	38	37	36	35	35	34	33	32	32	31	30	30	29	29	29
116	52	50	49	48	46	45	44	43	42	40	39	39	38	37	36	35	35	34	33	32	32	31	31	30	30	29
118	52	51	50	48	47	46	45	43	42	41	40	39	38	37	37	36	35	34	34	33	32	32	31	31	30	30
120	53	52	51	49	48	47	45	44	43	42	41	40	39	38	38	37	36	35	34	34	33	32	32	31	30	30
122	54	53	51	50	49	48	46	45	44	43	42	41	40	39	38	37	37	36	35	35	34	33	32	32	31	31
124	55	54	52	51	50	48	47	46	45	44	43	42	41	40	39	38	37	37	36	35	34	33	33	32	32	31
126	56	55	53	52	50	49	48	47	46	45	44	43	42	41	40	39	38	37	37	36	35	34	33	33	32	31
128	57	55	54	53	51	50	49	48	47	46	45	44	43	41	41	40	39	38	37	36	36	34	34	33	33	32
130	58	56	55	53	52	51	50	48	47	46	45	44	43	42	41	40	39	38	38	37	36	35	35	34	33	33

①表中身高单位为厘米，体重单位为公斤；②亚洲人群标准体重指数 <18.5 为体重不足，18.5～22.9 为体重正常，23～24.9 为超重，≥24 为超重，≥28 为肥胖，30 以上为严重肥胖。

附表四　常用缩略语

ACEI	血管紧张素转换酶抑制剂
ADA	美国糖尿病协会
AGI	葡萄糖苷酶抑制剂
ARB	血管紧张素 II 受体拮抗剂
Biguanides	双胍类
BMI（body mass index）	体重指数
Carbohydrate	糖类（碳水化合物）
CCr	肌酐清除率
CSII（continuous subcutaneous insulin infusion）	持续皮下胰岛素输注，胰岛素泵（人工泵）
CUGA）	成年期追赶生长
DKA（diabetic ketoacidosis）	糖尿病酮症酸中毒
double diabetes	双重糖尿病
DPP-4	二肽基肽酶
GDM	妊娠糖尿病
GLP-1	胰高血糖素样肽 -1
DPP	美国糖尿病预防计划
eAG	平均血糖
ED	男性性功能障碍
ESC	胚胎干细胞
FA（fructosamine）	果糖胺
Fat	脂肪

续表

FPG	空腹血糖
GADA	谷氨酸脱羧酶抗体
GI	血糖生成指数
GL（glucose load）	血糖负荷
HbA1C	糖化血红蛋白
HDL	高密度脂蛋白
HHS（hyperglycemic hyperosmolar status）	高血糖高渗状态
2hPG	餐后2h血糖
IAA	胰岛素抗体
ICA	胰岛细胞抗体
IDF	国际糖尿病联盟
IFG（impaired fasting glucose）	空腹血糖调节受损
IGR（impaired glucose regulation）	血糖调节受损
IGT（impaired glucose tolerance）	糖耐量减低
IR	胰岛素抵抗
LADA	成人隐匿性自身免疫性糖尿病
LDL	低密度脂蛋白胆固醇
major gene	主效基因
mg/d	毫克/天

续表

MDI	每日多次胰岛素注射
ml/min	毫升/分钟
minor gene	次要基因
mmol/L	毫摩尔/升
NPH（简写N）	中效胰岛素
OGTT	口服糖耐量试验
oxygen debt	氧债
pmol/L	皮摩尔/升
PIR	心理性胰岛素抵抗
pre-diabetes	糖尿病前期
PZI	长效胰岛素
30R	由30%短效胰岛素和70%中效胰岛素的预混胰岛素
RI（简写R）	短效胰岛素
SCr	血肌酐
SGLTs	钠依赖葡萄糖转运蛋白
Somogyi效应	苏木杰现象
SUs（Sulfonylureas）	磺脲类
thrifty genetype	节约基因
TIA	短暂性脑缺血发作，又称小中风
TC	总胆固醇
T1DM	1型糖尿病

续表

TG	三酰甘油
thrifty genetype	节约基因
TZD（thiazolidinediones）	噻唑烷二酮类
U-40	表示胰岛素的浓度是 40U/ml，常规注射用
WHO	世界卫生组织